ROSE-MARIE NÖCKER

Heilerde
Gesundwerden aus der Kraft der Natur

Originalausgabe

WILHELM HEYNE VERLAG

MÜNCHEN

HEYNE RATGEBER
Nr. 08/9028

Das Titelbild und die Heilerdeanwendungen
fotografierte Joop Greypink
Die Siegelerden fotografierte Peter Hemann mit freundlicher
Genehmigung des Pharmacie-Museums Basel
Das Portrait fotografierte Franziska Krügel

Manuskriptbearbeitung: Herbert Rolf Schmitz
Gesamtgestaltung des Buches: Rose-Marie Nöcker

Wir danken für die Übersetzungen
aus dem Französischen, Italienischen und Englischen:
Martina Niklaus

2. Auflage

Copyright © 1985 by Wilhelm Heyne Verlag GmbH & Co. KG, München
Printed in Germany 1989
Umschlaggestaltung: Atelier Ingrid Schütz, München
Gesamtherstellung: Ebner Ulm

ISBN 3-453-41678-3

Inhaltsverzeichnis

Geleitwort 9

Teil I   Die Geschichte der Heil- und Siegelerden
   vom Altertum bis zur Gegenwart 13
Krankheit und Heilung – immerwährende
   Herausforderung 14
Von der Siegelerde 22
Wie die Erden in Antike und Mittelalter aufbereitet
   wurden 25
Bekannte Heilerden vom Altertum bis zum
   ausgehenden Mittelalter 28
Heilerden aus Italien im 16./17. Jahrhundert . . . 41
Bekannte Heilerden aus verschiedenen Ländern . . 43
Auch Steine wurden zu Heilerden verarbeitet . . . 47
Aus der Geschichte der Siegelerden in Deutschland . 50
Wichtige deutsche Siegelerden, mit dem
   16. Jahrhundert beginnend 54
Aus alten Büchern 61
Kurzberichte aus den Jahrhunderten 68
Die Wiederentdeckung der Heilerde am Anfang
   des 20. Jahrhunderts 72
Kneipp, Just und Felke 74
Conclusio 78
Die Entstehung der Heilerde und ihre chemisch-
   physikalische Wirkung 79
Wie ist die besondere Heilwirkung des Löß zu erklären? 82
Der Abbau der Erden 86
1985 90
Geophagie 91
Erdessen im Zeichen der weiblichen Fruchtbarkeit . 93
Erdessen vor der Schwangerschaft 93
Erdessen während der Schwangerschaft 93
Erdessen zur Unterbrechung der Schwangerschaft . 95

Erdessen zur Einleitung der Geburt 95
Nach der Geburt 95
Erdessen der Töpferinnen 97
Erdessen im Ritual als zauberisch-magisches Motiv . 98
Erdessen als kapriziöse Leckerei 102
Auf der Zunge zergehen lassen – Erdrezepte . . . 109
»Wie die Götter zu Menschen wurden« 110
Erdessen: Medizin 111
Erdessen aus Hunger 115
Chinesisches Volksmärchen 117
Aber auch: Erdessen aus Sucht 118
Erdessen zur Selbsttötung 118
Conclusio 119

Teil II Die praktische Anwendung der Heilerde und
   ihre Indikation 121
Geleitwort 122
Heilerden – Heilwasser 125
Wir beschaffen uns Heilerde für die innere und
   äußere Anwendung 127
Die Aufbereitung zu Hause 128
Die Heilerde und ihre Mineralien 130
Woraus Heilerde besteht 131
Aus dem Schatzkästchen des Heilerdefreunds . . . 136
Dem Gesunden zur Vorbeugung – dem Kranken
   zur Heilung 141
Heilerde: Innerlich verabreicht 144
Wie wirkt die Heilerde, innerlich verabreicht? . . 145
Zusammenfassung 147
Wie wird Heilerde eingenommen? 149
Heilerde, im akuten Vergiftungsfall eingenommen . 151
Geschichte: Vor 350 Jahren schon Heilerde im
   »Menschenversuch« 151
Gegenanzeigen 154
Heilerde: Äußerlich angewendet 156
Grundsätzliches zur äußeren Behandlung . . . 160
Zusammenfassung der äußeren Behandlung . . . 165

Wichtige Ratschläge	169
Vorbereitung zur Anwendung	171
Äußere Anwendungen praktisch	172
1. Das Felke-Bad	172
2. Die kalte Heilerde-Auflage	172
3. Der kalte Heilerde-Umschlag	174
4. Der heiße Heilerde-Umschlag	176
5. Der kleine Heilerde-Umschlag	177
6. Die Heilerde-Kompresse oder das »Lehmhemd«	178
7. Das Voll- und das Teilbad	178
8. Das »Lehmtreten«	179
9. Die Massage mit Heilerde-Paste	179
10. Das Einpudern mit Heilerde	179
Zusatzanwendung	179
Nachwort zu den Behandlungen	180
Die Felke-Therapie	181
Wir bauen ein Ziegelsteinbad	186
Fasten	188
Die Ernährungsumstellung	193
Ergänzende Anwendungen	198
Heilerde und Schönheit	202
Alte Rezepte für die Schönheit	206
Heilerde in der Flora	208
Heilerde für unsere Tiere	211
Indikationen	215
Bibliographie	248
Register	251

Für meine Kinder

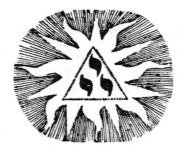

Esther
Julia
Peter
Philipp

Geleitwort

Spurensicherung menschlicher Lebensgrundlagen und Erfahrungen – das not-wendige Thema – fesselnde Menschheits- und Medizingeschichte, zugleich auch Handbuch innerer und äußerer Nutzanwendung mit ausführlichen Gebrauchsanweisungen für das älteste Heilmittel dieser Erde: für die Heilerde.
Dies alles beinhaltet das vorliegende Buch.

Bereits in ihren Büchern über Keimlinge und Sprossen und die Anzucht des 12-Tage-Krautes hat die Autorin einen überfälligen Anstoß zur autonomen Ernährung gegeben.

In ihrem Buch ›Heilerde, Gesundheit aus der Kraft der Natur‹ berichtet sie über den Umgang mit diesem Heilmittel. Interessant, daß Erde bei den sogenannten Erdessern (Geophagen) Genußmittel, aber auch das letzte Eßbare in Hungersnöten ist. Ein Buch für alle, die sich für Menschheitsgeschichte interessieren, vor allem aber für jene, denen die Vielseitigkeit dieses ältesten und preiswertesten aller Heilmittel noch unbekannt oder zuwenig bekannt ist.
Wer weiß schon, daß er im Felkebad Sobernheim an der Nahe kurmäßig das tägliche Lehmbad in der Wiese nehmen kann? Wer kann schon die vielfältigen thermischen, chemischen und sonstigen physikalischen Wirkungen auch nur annähernd nachweisen? Man denke allein an das große Organ Haut – Grenzflächenaktivitäten jeder Art, Auf- und Abbau bioelektrischer Felder – Wirkungen über die Haut auf innere Organe – Anregung hormoneller Aktivitäten – Beruhigung der Schilddrüse – Lehmbadekuren bei komplikationsloser Sterilität und klimakterischen Beschwerden, um nur etwas aus dem Verordnungskatalog des Naturheilarztes herauszugreifen.

Die Lust an der Erde – ungebrochen noch bei Kindern in ihrem Planschen und Schmieren – im Formen beim Töpfern – gebrannter Ton – älteste Funde menschlicher Existenz überhaupt – Lehmbauten noch heute – oder heute wieder als gesundes Baumaterial. Aus Lehm geformte Objekte – unbewußter Nachvollzug der Schöpfung – aus Wasser und Erde ge-schöpft bei der Erschaffung des Menschen.

Erde ist das Arbeitsmaterial der Bildhauerin und Schriftstellerin Rose-Marie Nöcker; sie bekennt sich zu einer ganzheitlichen Lebensauffassung – das will sagen, sich einlassen in die Eigen-Art des Materials mit all seinen unerschöpflichen Möglichkeiten.

Dieses Sich-Einlassen heißt auch Überwindung der Subjekt-Objekt-Spaltung. Sich selbst einbringen, der Erde dienend – das ist Rose-Marie Nöcker!

Erde auf der Haut und Heilerde einnehmen, bei Mineralmangel, insbesondere bei Störungen des Mund-Schlund-Magen- und des Darm-Kanals. Jenes System der Einver->leibung‹ lebensnotwendiger Nahrung und notwendiger Mineralien – getrocknete und pulverisierte Erde – ist Heilmittel für uns alle.
Zur Milieusanierung – microbe c'est rien – milieu c'est tout! Bei Übersäuerung und toxischen Belastungssituationen, überall kann Heilerde wirken.

Außenhaut – Innenhaut (Schleimhäute). Das Äußere durch das Innere behandeln und das Innere über das Äußere – bereits seit Jahrtausenden niedergelegte Grundsätze traditioneller chinesischer Medizin. Darmsanierung bei Allergien – sichtbar durch Hautreaktionen bei Nahrungsmittel-Allergien, oft schon beim Säugling.

Hitze durch Kälte und Kälte durch Hitze behandeln – auch dies uraltes chinesisches Erfahrungsgut – anwendbar auf die richtige Handhabung der Heilerde. Aus Erfahrung wohl tut dem heißen Gelenk eine kalte Heilerdepackung oder ein kühles Lehmbad und dem steif-schmerzenden kühlen Gelenk eine heiße Lehmpackung oder ein warmes Lehmbad.

Noch gehört die Heilerdebehandlung zu den Therapien, die wiederentdeckt werden müssen. Neue Erfahrungen werden eine Heilkunst erkennen lassen, die für uns Menschen alle guten Möglichkeiten birgt. ›Hilfe zur Selbsthilfe‹.

Grenzen aller Naturheilverfahren, auch der Heilerde – durch die Hinweise der Autorin auf die vorherigen Arztkonsultationen deutlich gemacht –, liegen dort, wo klinisch schwerwiegende Erkrankungen, operative Indikationen, schwere Infektionen oder Unfälle vorliegen.

Ein erstaunlich aktuelles Buch, wenn man bedenkt, daß sein Thema so alt ist wie die ›irdische‹ Schöpfungsgeschichte selbst. Schmerzhaft haben die Verseuchungen der Erde uns vor Augen geführt, daß die ›Heilsgeschichte‹ unserer Erde längst nicht mehr nur ein theologischer Begriff ist. Von ›guter Heilerde‹ zu einer ›heilen Erde‹!

Über die Autorin: Intuition, Vorstellungskraft, kämpferische Wachheit und zugleich ein aufs Praktische gerichteter ›Weiberverstand‹ im besten Sinne des Wortes, das heißt weiblicher Urinstinkt für ›Bio-Logisches‹. Ihren Ausdruck erfahren diese Eigenschaften zum Erstaunen derer, die sich für fachzuständig halten, in ihrem neuen Buch über Gesundheit durch Heilerde. Es ist das geworden, was auf dem Fachbuchmarkt selten ist – praktisches Nachschlagewerk und fesselnde Lektüre!

Eine breitgefächerte Leserschaft und Aufgeschlossenheit bei jenen, die Naturheilverfahren noch belächeln: Das sind meine Wünsche an der Wiege dieses Buches.

Krefeld, im Juli 1985 Dr.med. Ruth Schmitz-Harbauer
 Ärztin für Naturheilverfahren

Die Geschichte der Heil- und Siegelerden vom Altertum bis zur Gegenwart

Teil I

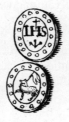

Krankheit und Heilung – immerwährende Herausforderung

Der primitiven Medizin des Urmenschen folgt die archaische Medizin der frühen Hochkulturen: Ägypten – Mesopotamien – Indien – China – Mexiko – Peru – Persien – Kreta – Phönizien.

Ägypten – 3000 v. Chr.

Aus den medizinischen Papyri und mesopotamischen Tontafeln läßt sich eine wissenschaftliche Erfahrungsmedizin ablesen, dominiert von Ritual und Magie.

Zauberspruch:

»Möge mich Isis heilen, so wie sie Horus heilte von allen Schmerzen. Isis, große Zauberin, heile mich, erlöse mich von allem Bösen und Schlechten!«

(Papyrus Eber)

Hervorstechend sind die übernatürlichen Kräfte. Priesterinnen und Priester sind ›medizinisch‹ ausgebildet. Sie heilen durch das Medium der Kräuter, der Steine, der Erden und der Tiere.
Geheim ist ihr Ritual.
Anders der ›Medizinmann‹: Göttlicher Eingebung folgend, zelebriert er Heilzeremonien zur Beschwörung und Versöhnung der Krankheitsdämonen.

Ägypten – um 2000 v. Chr.

Priesterärzte überwachen die exakte Anwendung und Dosierung der Heilmittel. Medizin ist göttliche Erfindung, der Arzt ihr Mittler.

Hochgeschätzt ist die Anwendung der verschiedensten Mineralien: Lasurstein, Kalkstein, Schwefel, Alaun, Kupfer, Grünspan, Quecksilber, Salpeter, Antimon, Arsen, Eisenstein, Pech, Naphtha, verschiedene Salzarten, Pflanzenasche, Rauschgel, kohlensaures Kali, ›Scherben eines Ofens‹, ›Staub von einem verlassenen Tempel‹ und ›Flußschaum‹.
Auch Löß war Medizin. Die ägyptischen Heilpriester nutzten die feine, fette Erde von Ufer und Schwemmland des Nils zu Schlammbädern gegen Schmerzen der Glieder, Rheuma, Phlegmone und Schwellungen.
Die antiseptische Wirkung war bekannt: Bei der ältesten Form der Mumifizierung wurden die Körper der Toten für ihre Reise ins Jenseits in konservierenden Löß gebettet.

»Wirksam ist der Zauber zusammen mit dem Heilmittel –
wirksam ist das Heilmittel zusammen mit dem Zauber.«
(Papyrus Eber)

Erden sind Gegengift bei giftigen Bissen und Stichen
                                Vergiftungen
Erden heilen   frische Wunden
                                Geschwüre, Geschwülste
Erden sind magische Heil- und Schutzmittel und schließlich Ingredienz von Liebestränken.

Griechenland – um 2000 v. Chr.

Die patriarchalische Religion und Gesellschaftsform verdrängen die Mythen und entthronen die Heilgöttinnen.
Hygieia und ihre Schwester Panakeia werden Symbole des Äskulapkultes. Sie stehen für Vorbeugung und Therapie.
Hygieia (Gesundheit) personifiziert die alte Weisheit, daß der Mensch gesund sei, wenn er weise lebe. Panakeia (Allesheilend) repräsentiert das Wissen um die Heilmittel,

die aus *Erde* und *Pflanzen* gewonnen werden. Eines Tages wird Panakeia vergessen sein, aber dann – sehr viel später – zum Thema der Biomedizin werden.
Alles ist Wandel.

Griechenland – 9. Jahrhundert v. Chr.

Die Lemnische Erde ist bekanntes Gegengift und ein Mittel gegen Pest. Homer besingt die heilende Kraft in seinen Epen.

Hippokrates (460–377 v. Chr.)

›Die Natur hilft sich selbst in allen Dingen.‹ In der berühmten Ärzteschule von Kos wächst neues Denken. Hippokrates löst die archaische Medizin aus der Kooperation mit dem Heiligen. Nicht mehr Priesterarzt und Zaubermittel heilen, sondern die Kräfte der Natur, ›natura medicatrix‹.
Grundgedanke der hippokratischen Medizin ist das wissenschaftliche Erforschen natürlicher Phänomene. Der therapeutische Gedanke setzt kluge Lebensführung voraus, in der die Qualität der Luft, des Wassers und der Erde – Umweltfaktoren also – das Wohlergehen des einzelnen bestimmen. Der Arzt, Therapeut (griechisch: therapeuin = beistehen) ist der Gehilfe. Um die Selbstheilungskräfte der Menschen zu fördern, verordnet Hippokrates Diät (griechisch: diaita = Lebensweise) – das bedeutete damals Bäder und Leibesübungen.
Er ist der erste, der schriftlich Zeugnis vom Erdessen gibt. In einem Krankenbericht schreibt er:
›Im Alter von sieben Jahren zeigen allgemeine Schwäche mit Blässe, schweres Atmen beim Gehen und der Wunsch, Erde zu essen, die Verschlechterung des Blutes an.‹
Der Wunsch, Erde zu essen, den Hippokrates bei dem an Bleichsucht (Chlorose) erkrankten Kind erkennt, ist Sym-

ptom für Eisenmangel. Ob Hippokrates in diesem Fall die ›Selbstheilungskräfte‹ des Kindes durch ›Diät‹ oder durch das Einnehmen von Erde (Eisen) fördert, bleibt unausgesprochen.
Wöchnerinnen verabreicht er die schwarze Samische Erde – in Wasser gelöst – zur Reinigung. Die Erden von Eritrea, Lemnos und Kimolos verschreibt er zur Kühlung. Gleichwohl bleiben die Heilerden in seinen Schriften nahezu unerwähnt. Arzneien setzt Hippokrates erst in zweiter Linie ein:
»Unrecht ist es, das Heilhandeln auf ungewisse, noch nicht bewiesene Annahmen zu stützen.«

Empedokles (um 500 v. Chr.)

Der griechische Arzt und Philosoph verordnet die Selinusische Erde aus Sizilien bei Knochenbrüchen und Vergiftungen.

Theophrast (372–288 v. Chr.)

Dieser Mineraloge untersucht ›Steine‹ vom geologisch-physikalischen Standpunkt. Er deckt auf, daß alle mineralischen Körper in alten Schriften als ›Steine‹ bezeichnet werden. Der ›armenische Stein‹, der ›arabische Stein‹ und der ›assische Stein‹ konnten als Heilerden identfiziert werden.

Beginn unserer Zeitrechnung

Um die Zeitenwende begegnen wir einer ›Zurück-zur-Natur‹-Stimmung. Sie wird von Virgil besungen.
Aus Ägypten werden vergessene Heilmittel nach Griechenland gebracht. Heilerden sind weit verbreitet, ihre Charakteristika und Wirkweisen werden gerühmt.

›Die Menschen finden Heilmittel nicht durch Überlegung, sondern eher durch glücklichen Zufall, und die Ärzte finden keineswegs mehr als die Laien.‹

Plinius (23–79 n. Chr.)

Der römische Gelehrte kann auf reiche Erfahrung und Kenntnis in der mineralischen Medizin zurückgreifen. In seiner Historia Naturalis beschreibt er die therapeutischen Erden nach ihrer Wirkungsweise und klassifiziert sie nach Farbe, Aussehen, Geschmack und Geruch. Über die Sinopische Erde schreibt Plinius: ›In der Heilkunst nimmt man sie gern zu Pflastern und erweichenden Umschlägen, denn sie geht leicht in trockene oder flüssige Mischungen ein und wird gegen Geschwüre an feuchten Leibesteilen wie am Mund und am After gebraucht. Eingespritzt stillt sie den Durchfall und – vaginal eingegeben – den weiblichen Blutfluß. Gebrannt desinfiziert sie, namentlich mit Wein angerührt, rauhe Stellen an den Augen.‹

Dioskurides (zweite Hälfte des ersten Jahrhunderts)

Der Einfluß der ›Materia Medica‹ des griechischen Naturforschers und Arztes zur Zeit Neros mit den eingehenden Beschreibungen der existierenden Heilerden wird sich in allen später geschriebenen Werken auswirken.
Als Kriegsarzt im Gefolge römischer Heere lernt er viele Länder, viele Medikamente kennen. Er nennt in seinem Buch 950 Heilpflanzen, 80 Tiere, 50 Mineralien und Erden. Er beschreibt über ihre Anwendung hinaus auch die Sorgfalt des Einsammelns und Verwahrens der verschiedenen Erden.

Galenus (Galen) (129–201 n. Chr.)

›Das Denken beim Aufstellen eines Heilplans von Galen erinnert in mancher Hinsicht an das Lösen einer Rechenaufgabe.‹
Rudolf Tischner (Geschichte der Homöopathie, Leipzig 1939) kritisiert das geschlossene therapeutische System von Galen, während er die hippokratische Heilkunst mit dem starken künstlerischen Einschlag für nicht erlernbar hält:
›Zum hippokratischen Arzt ist man geboren!‹
Galen, einflußreicher Mediziner und Leibarzt des Kaisers Marc Aurel, kannte aus zeitgenössischen Schriften die genaue Bestimmung der Erden und ergänzte sie durch neue Erkenntnisse. Zur Prüfung der Lemnischen Erde reiste er eigens nach Lemnos, um sich zu vergewissern, wie und wo sie abgebaut wird.
Er widersprach den Aussagen anderer Ärzte, daß die berühmte Siegelerde mit Ziegenblut vermischt wird. Eine Legende zerbricht.
Galen sagt: »Ich hatte Freude, mit ihr Versuche zu machen; und ich nahm 20 000 Stück Siegelerde mit mir.« Er berichtet von hervorragenden Ergebnissen und äußert sich zu allen Erden detailliert. Die Erforschung und die medizinische Anwendung der Siegelerden gelangt an ihren Höhepunkt.

Nach einer fürchterlichen Pest-Epidemie sagt Galen über die Armenische Erde: »Mir wurde eine Erde aus Armenien gebracht, und zwar aus dem Teil, der an die Capadocia grenzt. Diese Erde ist sehr trocken, von heller, blasser Farbe. Derjenige, der sie mir zukommen ließ, nannte sie ›Stein‹, und nicht ›Erde‹. Sie bröckelte wie Mörtel, doch sie ist ohne Sand. Während der Pest sind viele Menschen durch dieses Medikament geheilt worden. Aber diejenigen, denen die Erde nicht umgehend half, starben. Die Samische Erde wird mit Wein, der mit Wasser verdünnt wurde, getrunken, wenn das Fieber niedrig ist. Je höher das Fieber, desto verdünnter wird der Wein gereicht.«

Galen beobachtete, daß das Medikament die Temperatur des Körpers beeinflußt bzw. überall dort, wo es angewendet wird, die Entzündung nimmt; sogar Analfisteln bilden sich zurück.
Galen bewirkte, daß die Römer bei Lungenerkrankungen nach Libyen reisten, um sich dort in der Erde zu heilen.

Ali Ibn Mohammed, Razes genannt (860–930 n. Chr.)

Die Erde von Nishapur – brillant, weiß – wird von dem persischen Physiker und Arzt vorgestellt. Süß im Geschmack, stärkt sie das Herz und wirkt gegen Husten, Durchfall und Magenbeschwerden.

Avicenna (980–1037 n. Chr.)

In seinem ›Canon Medicae‹ schreibt der namhafte persische Philosoph und Arzt über die gleichen Erden wie Galen.

Hildegard von Bingen (1098–1179 n. Chr.)

Die Äbtissin und visionäre Wissenschaftlerin des 12. Jahrhunderts hat in ihren Niederschriften oft über die heilenden ›Steine‹ gesprochen. Bei Thorndike lesen wir, wie sie Lepra mit Erde von Ameisenhügeln heilt.

Ibn al-Baitār (1197–1248 n. Chr.)

Arabischer Gelehrter, geboren in Malaga. Er beschreibt in seinen pharmakologischen Werken acht verschiedene medizinische Erden nach der Anwendungsweise von Dioskurides und Galen.

Von der Siegel-Erde

Die Siegel-Erde / oder TERRA SIGILLATA, ist ein fetter und schwerer Thon / welcher gemeiniglich in runde Küchlein formiret und mit gewissen Siegeln und Bildern bezeichnet wird: eines anhaltenden Geschmacks / erdichten Geruchs / und bald roth / bald gelb / braun / weiß / oder von anderer Farb: wird theils in Teutschland / theils in andern Ländern gegraben und heraus gebracht / von welchen sie insgemein ihre Beynahmen bekommet.

Von der Siegelerde

Fundiertes Wissen kennzeichnet die Schriften der ausgehenden Antike. Die Erden mit therapeutischen Eigenschaften mußten nicht nur eine klare, deutlich pharmakologische Wirkung haben. Sie unterlagen auch Reinlichkeitsgeboten und mußten sich durch ihre Beschaffenheit besonders gut zu Tabletten, Pastillen und Täfelchen verarbeiten lassen. Ein Zeichen bürgte für die Echtheit ihrer Herkunft.
Der Name ›Siegelerde‹ entstand.
Später, mit dem Aufkommen der Alchimie, wurden auch kabbalistische und alchimistische Zeichen auf die medizinische Erde geprägt.

Terra Turcica.

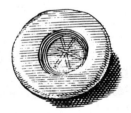

Frühe türkische Heilerdetabletten

Trotz wissenschaftlicher Untermauerung behält die Heilerde ihre Magie. Selbst Galen und Dioskurides schreiben der Samischen und der Armenischen Erde okkulte Kräfte zu, wenn sie als Gegengift wirken.

> *Erde ist Zaubermittel –*
> *Erde ist Naturheilmittel –*
> *Der Glaube versetzt Berge und heilt.*

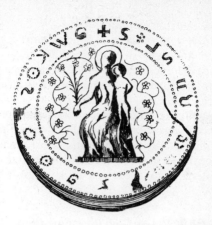

Terra Sigillatæ Hierosolijmitant.

›Marienmilch‹

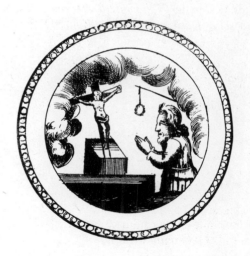

Terræ Sigillat. Melitenses.

›St.-Paulus-Erde‹

Die Lemnische Erde war mit einem Mythos verbunden, geboren aus der Sage um den Gott des Feuers. Auf Lemnos, wo die Erde auf dem Berg Mosychlos gegraben wurde, loderte einst ein Feuer durch ausströmende Gase und schuf den Kult und die Sage um Hephaistos, Gott des Feuers und der Künste.
In der Terra Sigillata Melitensis (oder ›Pauluserde‹) und Terra Sigillata Hierosolymitica (auch ›Marienmilch‹) spiegelt sich biblische Geschichte. Jesus selbst machte von der heilenden Kraft der Erde Gebrauch, indem er sie bei dem Blindgewordenen anwendet (siehe Evang. Joh., Kap. 9, Vers 6).

›Ich bin der Ansicht, daß man nur auf dem Umweg über die ärztliche Kunst zu bestimmten Anschauungen über die Natur gelangen kann.‹
Wie weit dachte Hippokrates mit diesem Satz! Wie treffend konnte er das Heilen der Natur mit ihren ordnenden Kräften für sich und seine Denkungsart umschreiben!

Wie die Erden in Antike und Mittelalter aufbereitet wurden

Es gab verschiedene Methoden zur Reinigung der Erden. Überflüssig ist sie jedoch bei dichtgepreßten und völlig reinen Erden in Klumpenform.
Um Bolus Armenus für die therapeutischen Zwecke vorzubereiten, mischt man das Pulver mit Wasser und gießt die Flüssigkeit nach drei Tagen ab. Der Satz verbleibt im Glas und wird noch zweimal aufgegossen.
So wird dem Bolus der ›Erdschimmel‹ genommen. Das ›Sieb der Natur‹ – ein weiteres Abgießen und Aufschwemmen – vervollständigt den Läuterungsprozeß der Erde.
Die italienischen Patres De Sgobbis und Passera tadelten, daß durch dieses Säubern den Erden viele wertvolle Substanzen verlorengehen. Nach ihrer Methode gewinnen die Erden an Qualität durch:

1. Pulverisieren
2. Sieben
3. Aufschwemmen mit Wasser
4. in einem Gefäß, mit einem Leinenstoff abgedeckt, an der Luft trocknen lassen

Eine der selbstverständlichsten überlieferten Zubereitungen bestand darin, Erden auf einem Porphyr zu zerreiben und sie mit entsprechender Flüssigkeit zu besprühen. Dies ergab eine homogene Masse, die nach dem Trocknen beste Tablettenkonsistenz hatte.
Innerhalb der Alchimie gab es meisterliche Vorgehensweisen, komplexe Zubereitungsformen, um die verschiedenen Bestandteile der Erde, z. B. durch Destillation, Lösen und Ausfällen, zu wandeln.
Die Aufbereitung und Wandlung der Erde zur Medizin ist grundsätzlich abhängig von ihrer Reinheit und Beschaffenheit. Sie spiegelt aber auch die Geisteshaltung der jeweiligen Völker.

So wird in einem in Sanskrit geschriebenen pharmakologischen Werk die Säuberung der Erde durch siebenmaliges Einweichen in Milch dargestellt.

Kriterien:

Die Naturforscher des Altertums fassen ›Erde‹ in drei Gruppen zusammen, nach ihren Funktionen geordnet:
   1. Erde für die Landwirtschaft
   2. Erde als Basis für Farben
   3. Erde als Medizin
Physikalische Merkmale waren:
   1. Farbe
   2. Struktur
   3. Geschmack
   4. Geruch

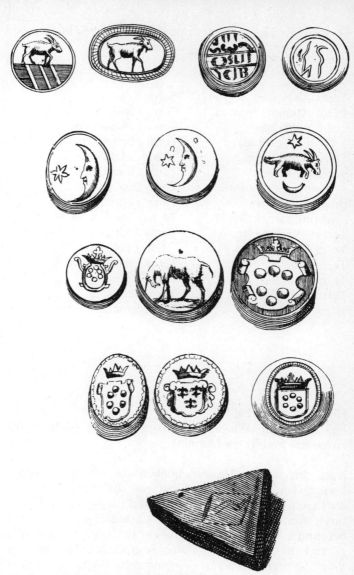

Siegelerden mit lemnischer, türkischer, Florentiner Prägung

Bekannte Heilerden vom Altertum bis zum ausgehenden Mittelalter

Terra Aegyptica
Terra Alumina impura
Terra Ampelitis
 (Weinstockerde)
Terra Argentaria
Terra Armenica
 (Sinopische Erde)
Bolus Armenus
 (Armenischer Stein)
Terra Auripimento
Terra Chepea
Terra Chia
Terra Cimolia
Terra di Gallata
Terra d'Elba
Terra Eritrea
Terra Figulina
Terra Glosso Petra
Terra Hierosolymitica
 (Marienmilch)
Terra Gran Duca
Terra Jeniza
Terra Lemnia
Terra Madonna di Mondovi
Terra Melitensis (Grazia di
 San Paolo)
Terra Pietra d'Olmeta
Terra Rubra
Terra Selinusia
Terra Samia

Terra d'Elba

Herkunft: Insel Elba.
Beschaffenheit, Wirkung und Anwendung: (siehe Terra Armenica und Terra Lemnia)

Nach eingehenden Untersuchungen wurde es den Apothekern ab dem 16. Jahrhundert gestattet, die Armenische oder die Lemnische Erde durch die Terra d'Elba in ihren Rezepturen zu ersetzen. So wurden z. B. die Medikamente aus der berühmten Fonderia Medici auf der Basis der Terra d'Elba entwickelt, und zwar unter strengster Geheimhaltung. Ein Beipackzettel, gefunden in einem strohgeflochtenen, reichverzierten Kästchen, in dem Tabletten aus Terra Elba verkauft wurden, bezeugt dies: ›Unter strengster Geheimhaltung anders verarbeitet als alle anderen Siegelerden in der Fonderia Seiner Königlichen Hoheit‹ (Historisches Museum für Medizin in Rom). Die Tabletten haben einen Durchmesser von 2 cm und tragen das Wappen der Medici, umgeben von einer Lorbeerkrone.

Die therapeutische Erde von Elba (Terra Rubra):
Sie zieht die Därme zusammen; mit Ei verabreicht oder als Klistier hilft sie bei Leberschmerzen (Imperato Historia naturale 1599).

Terra Lemnia

Herkunft:	Insel Lemnos; oft wurden Erden aus der Türkei wegen ihrer äußeren Ähnlichkeit mit der Lemnischen als Terra Lemnia verkauft (Terra Saracenica).
Beschaffenheit:	Entweder weiß-gelb oder rötlich-aschfarben, leicht und bröckelnd, weich, saftig und schmierend, eisenhaltig.
Wirkung:	Adstringierend, alkalisch, entgiftend, antiseptisch, kühlend.
Anwendung:	Hippokrates – bei Vergiftung, Knochenbrüchen und gegen die Pest. Galen – bei giftigen Bissen und Stichen, Wunden, tiefsitzenden Geschwüren. Unter Beimischung von Wein, Most, Honig, Essig bei schwer vernarbenden Wunden. Vermischt mit gestoßenen Wacholderbeeren als Brechmittel. Als Heilerdeumschlag bei Verbrennungen, zur Verschönerung der Gesichtsfarbe, gegen Hämorrhoiden. Prophylaxe für vergiftungsgefährdete Würdenträger. Plinius – um die Augen gestrichen gegen

die Schmerzen bei Augenwinkelgeschwülsten, gegen Schäden an der Milz und an den Nieren, gegen zu starke Menstruation, als Gegengift.

Galen und Avicenna – Die Lemnische Erde ist ein hervorragendes Medikament, um das Blut in allen Teilen des Körpers zu stillen, um frische Wunden zu schließen und Geschwüre zu heilen. Sie trocknet Katarrhe, die vom Kopf bis zum Brustkorb und zu den Lungen reichen, und Geschwüre des Magens und Darms. Sie reguliert alle Körperfunktionen, wie die des Darms und die des Bluts. Nach Stichen giftiger Tiere ist sie, mit leichtem Weißwein getrunken, Gegengift.

Die Terra Lemnia gab durch ihre Siegelung allen anderen geprägten Erden den Namen: Terra Sigillata. In sämtlichen Pharmakopien ist sie als *die* Erde gerühmt, und die Nachfrage nach Erde von Lemnos überstieg immer das Angebot und machte sie kostbar.

Terra Armenica

Herkunft: Ursprünglich Armenien. Später wurden nicht nur Erden aus Armenien mit diesem Namen bezeichnet, sondern alle Erden mit der gleichen therapeutischen Wirkung. Dies führte nicht nur zu Verwirrung bezüglich der Anwendung, sondern auch

Lemnos:
Weiße und rote Heilerde-Tabletten in der Originalgröße. Die kleinste Form zeigt Philoktet, den griechischen Helden.
Terra Sigillata Lemnia

(Pharmacie-Museum Basel)

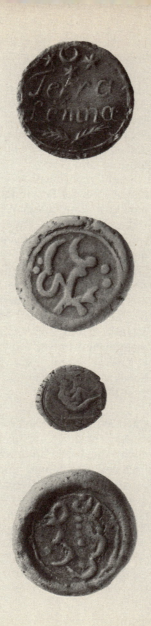

	zu Fälschungen. So heißt es in der Pestordnung für Hamburg (1597), daß »da der Türk, unser Erbfeind, die Länder innehat, aus denen er kommt« (nämlich ›Terra Armenica‹), »für seine Echtheit keine Gewähr zu leisten sei«.
Beschaffenheit:	Sehr wasserlöslich, fühlt sich schmierig an und ist von blaßgelber Farbe; feinpulvrig, fett und rein.
Wirkung:	Absorbierend, austrocknend.
Anwendung:	Galen – bei der Pest innerlich verabreicht mit stark verdünntem Wein. Er zieht die Armenische allen anderen Erden vor, trocknet mit ihr Lungengeschwüre und heilt Schwindsucht. Dioskurides – bei Verdauungsstörungen bzw. Durchfällen und bei Schwierigkeiten mit dem Harnlassen, bei Bluthusten und bei Geschwüren in der Mundhöhle.
Rezept:	Vermischt mit Zeder, Zitrone, Melisse, Aceton und Pulver aus getrockneter Viper, war die Armenische Erde ein vorzügliches Mittel gegen giftige Bisse und gegen Pest-Fieber.

Die hier angegebenen Wirkungsweisen beziehen sich nur auf die echte Terra Armenica.

In einigen Quellen wird die ›Terra Sinopica‹ erwähnt: ›Die edle Sinopica ist schwer, durch und durch gleichmäßig gefärbt wie eine Leber, von reiner Beschaffenheit, leicht wasserlöslich.‹ Nach Dioskurides und Plinius ist sie der Armenischen Erde in der Wirkung gleich.

Der griechische Arzt Paolos von Aegina setzt sie gegen Würmer ein.

Terra Samia

Herkunft:	Insel Samos.
Beschaffenheit:	Es gibt 2 Arten – ›*Stropica*‹, eine weiße, saftige, leichte Erde von süßlichem Geschmack und bröckelnder Struktur; eine zweite mit dem Zusatznamen ›*Aster*‹, zäh, klebrig und kompakt, splittrig-sternartig auseinanderbrechend – daher der Name.
Wirkung:	Zusammenziehend, reinigend.
Anwendung:	›*Stropica*‹ – bei Blutspucken. Als Packung, die auf der Haut trocknen muß, in der Augenmedizin; gelöst in Milch sorgt sie für Tränenfluß. Sie erfrischt den Magen.
Anwendung:	›*Aster*‹ – nach Galen wirkt sie gegen Ruhr.
Rezept:	Der Darm wird zunächst mit Honigmilch, dann mit Meerwasser, schließlich mit einer Mischung von Erde und Wegerichsaft gespült. Nach diesen Einläufen wird Samische Erde mit verdünntem Essig getrunken. Die Wirkung wird als lindernd und beruhigend beschrieben.

Galen sagt über die Samische Erde, daß sie poröser und leichter sei als die Lemnische, und therapiert entsprechend.

Nach Hippokrates und Dioskurides ist die Samische Erde geschätztes Reinigungsmittel der Wöchnerinnen und ein Zusatz für Klistiere.

Nach Plinius ist die feine Erde von Samos hauptsächlich verwendet worden zur Fertigung der Opferschalen für die Göttin Kybele. Der Scherben dieses feinen weißen Geschirrs wird, nach Dragone Testi

(Pharmaziehistoriker aus Italien), für die Amputationen männlicher Geschlechtsteile verwendet, in der Überzeugung, daß die Wunde sich nicht infiziert und die Operation besser gelingt.

Über Kupfer gestrichen verwandelte sich die Farbe der Samischen Erde von Weiß nach Lila und ließ so die Echtheit erkennen.

Terra Hierosolymitica
(Hierosolyma = Jerusalem) (›Marienmilch‹)

Herkunft: Eine Höhle bei Bethlehem.
Beschaffenheit: Unbekannt.
Anwendung: Zur Steigerung der Milchbildung stillender Frauen.

Der Beiname ›Marienmilch‹ und die ihr zugesprochene Wirkung gehen auf die Legende zurück, die besagt, die stillende Maria habe den Fels jener Höhle mit ihrer Muttermilch betropft.

Terra Melitensis (Grazia di San Paolo oder Pauluserde)

Herkunft: Insel Malta (Grotte von San Paolo).
Beschaffenheit: Weiß, kreidig, leicht, pulvrig, saftig, an der Zunge klebend.

Malta:
Weiße und bräunliche Heilerde-Tabletten und ein Täfelchen in der Originalgröße. Neben dem Malteserkreuz zeigen die Prägungen die verschiedensten Bilder des Apostels Paulus. Die Zeit läßt sich schwer bestimmen. Die Siegel wurden über Jahrhunderte beibehalten.
Terra Sigillata Melitensis

(Pharmacie-Museum Basel)

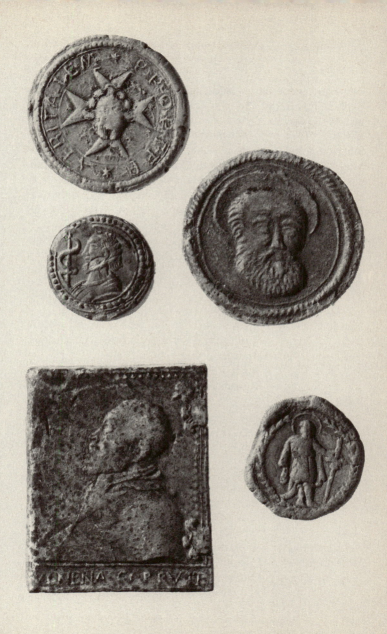

Anwendung: Als Gegengift bei Bissen von Vipern und Skorpionen.

Die Pauluserde ist an einen christlichen Mythos gebunden, nach welchem der Apostel verschiedene Wunderheilungen mit Maltesischer Erde vollbrachte.
Die Siegelbilder der Erde beziehen sich auf die Heilungen. Sie sind sehr prägnant gestaltet und zeigen Paulus, Petrus oder Johannes, den dornengekrönten Jesuskopf, Schlangen, Skorpione oder das achtzackige Malteserkreuz.
Die Pauluserde wurde häufig gefälscht; sie trug daher oft den Vermerk: VERA TERRA DELLA GROTTA DI ST. PAULI.

Terra Melia

Herkunft:	Insel Milo (früher: Melis).
Beschaffenheit:	Aschfarben, rauhe Struktur, schwefel-, alaunhaltig, vulkanischen Ursprungs, staubfein. Nach Plinius ziehen sich die Adern der Melischen Erde durchs Gestein.
Wirkung:	Stark reinigend, lösend.
Anwendung:	Zur Verschönerung der Hautfarbe, auch bei Dermatosen; zur Verfeinerung des Haars.

Terra Ampelitis (Weinstockerde)

Herkunft:	Syrien.
Beschaffenheit:	Asphaltartig.
Wirkung:	Lösend.
Anwendung:	Dioskurides – zur Verschönerung der Augen und der Haarfärbung.

Herakleides von Tarent – bei Vergiftung, Verhärtung der Brüste und bei Verletzungen.

Terra Eretria

Herkunft:	Bei Eretria, auf der Insel Euböa.
Beschaffenheit:	Entweder schneeweiß oder aschgrau, schwefel- und alaunhaltig.
Wirkung:	Die graue (wertvollere) Erde wirkt adstringierend, kühlend, erweicht Entzündungen, füllt Kavernen, stillt blutende Wunden.
Anwendung:	Nach Plinius – zur Erweichung und Kühlung von Wunden, wirksam gegen Kopfweh und bei eitrigen und schlecht heilenden Wunden.

Terra Chia

Herkunft:	Insel Chios.
Beschaffenheit:	Fein und sehr fett, weiß oder aschfarben, leicht in Wasser löslich, pulvrig.
Wirkung:	Hautreinigend, abschwellend, adstringierend.
Anwendung:	Dioskurides empfiehlt die Erde weniger als Therapeutikum denn als Kosmetikum; die Terra Chia pflegt, reinigt und glättet die Haut; sie heilt Akne, harte Geschwülste an Brüsten, Hoden und Achseln.

Terra Cimolia

Herkunft:	Insel Kimolos.
Beschaffenheit:	Weiß oder purpurfarben.
Wirkung:	Abschwellend, lösend.
Anwendung:	Dioskurides – Nach Verbrennungen sofort aufgelegt, verhindert sie Blasen; äußerlich angewendet gegen Gicht und Kropf; lindert die Verhärtung der Hoden und Entzündungen am ganzen Körper; sie heilt die Rose; mit Essig vermengt bei Drüsenanschwellungen und Geschwülsten; Anwendung auch bei zahlreichen anderen Krankheiten.
	Ibn al-Baitār – diese weiche Erde, al-huer genannt, ist grünspanfarben. Mit Mandelborke geräuchert, verfärbt sie sich. Ihr Geschmack macht sie zur begehrten Speise.

Terra Aegyptica

Herkunft:	Ackerland aus Ägypten und Alexandrien.
Beschaffenheit:	Fett (Nilschlamm).
Wirkung:	Abschwellend und kühlend, austrocknend.
Anwendung:	Galen – bei Phlegmonen, Schwellungen, chronischen Gliederschmerzen, Rheuma, Verbrennungen (erstes Zeugnis für die Verordnung von Schlammbädern); in Wasser gelöst als Hustenmittel und Gegengift.

Malta:
Rote Heilerdekugeln – abgeflachte Kugelform mit dem Malteserkreuzstempel.
Terra Sigillata Melitensis

(Pharmacie-Museum Basel)

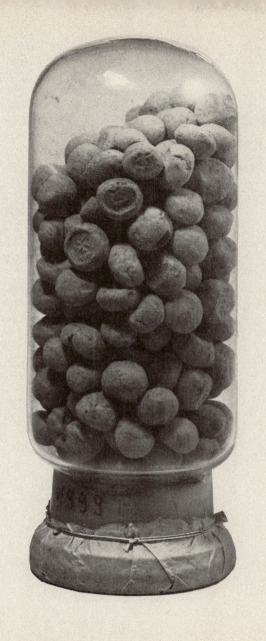

Dioskurides – Terra Aegyptica erweicht Geschwüre und füllt sie mit Fleisch; mit Wasser und Rosenöl verrührt, lindert sie Entzündungen an Brüsten und Hoden; mit Milch vermischt, heilt sie Magenerkrankungen und Augengeschwüre.

Terra Selinusia

Herkunft:	Gegend bei Selinusia. (249 v. Chr. wurde Selinusia völlig zerstört)
Beschaffenheit:	Milchweiß und stark glänzend; leicht zerreibliche Konsistenz; leicht löslich in Wasser.
Wirkung:	Glättend, adstringierend.
Anwendung:	Empedokles – zur Pflege der Haut; gegen harte Geschwülste an Brüsten und Hoden.

Heilerden aus Italien im 16./17. Jahrhundert

Terra Gran Duca

gefunden in der Toskana, mit dem Wappen der Medici versehen; angewendet bei Ruhr, Bluthusten und gegen Eingeweidewürmer; in Öl gelöst als Wundbalsam.

Terra della Madonna di Mondovi

- in Melissen- oder Schwarzwurzelsud gelöst gegen Pest und Sumpffieber
- mit Zucker vermischt gegen Bronchialkatarrh und Brustfellentzündung
- mit Essig und Öl vermischt gegen Skorpionstiche

Terra Pietra d'Olmeta

aus Korsika; gelblich, glatt und bröckelnd; die im Volksmund Alicorno Minerale genannte Erde hatte die Wirkung von Terra Armenica und war bekannt wegen ihrer blutstillenden Wirkung.

Terra Egizia

wurde gelobt wegen ihrer heilenden Wirkung bei Rheuma.

Terra Marga

angewendet zur narbenlosen Verheilung von Wunden; eingenommen zur Entschlackung bzw. als ›Blutverflüssiger bei vollblütigen Menschen‹.

Terra Bologna

gilt in der Wirkung der Lemnischen gleich. Ihre Konsistenz ist zäh wie erstarrtes Wachs. An eine Flamme gehalten, schmilzt die Erde ohne Spuren von Feuchtigkeit. Sie haftet an der Zunge.

Bekannte Heilerden aus verschiedenen Ländern

Terra Rubra:
Roter Ocker (raktapáshána)
Gelber Ocker (gairiká)

Herkunft: China, Ceylon.
Beschaffenheit: Unbekannt.
Wirkung: Zusammenziehend, kühlend und blutstillend.
Anwendung: In Sanskrit beschrieben – bei Geschwüren, Verbrennungen, Furunkeln.

Lac Lunae:
Mondmilch/Silbermilch

Herkunft: Z.B. Pilatus-Berg/Luzern oder Appenzell (aus Klüften), aber auch Sumatra.
Beschaffenheit: Weiß und fein.
Geschmack: Süß.
Wirkung: Adstringierend.
Anwendung: Bei Wunden, Brustentzündung – fördert den Milchfluß.

›Sie wird gezeuget von denen metallischen Dämpfen / die täglich zarte Ausrauchungen führen, welche / wann sie durch die Stein in deren Höhlin durchschwitzen / wächset es / nachdem das Feuchte weggekommen ist und das Trockne geblieben / in der gleichen zarte Mater.‹

(J. Schröder, 1685)

Terra Gasul

Herkunft:	Marokko.
Beschaffenheit:	Dunkelgrau – verfestigter Ton.
Analyse:	Illit, Kaolinit, Quarz, 50% Montmorillonit.
Wirkung:	Reinigend.
Anwendung:	Hauptsächlich als Waschmittel für Haare, auch haarwuchsfördernd.

Terra Antiscorbutica (Scharbockskraut)

Herkunft:	Norwegen.
Beschaffenheit:	Rot.
Wirkung:	Gegen die Säure im Blut / schweißtreibend.
Anwendung:	Gegen den Scharbock.

Terra Japonica (Japonische Erde)

Herkunft:	Japan, später Sachsen.
Beschaffenheit:	Rot mit weißen Pünktchen, süß, auf der Zunge zergehend.
Wirkung:	Adstringierend.
Anwendung:	Bei Katarrhen zur Trocknung.

Terra Al-Nagl

Herkunft:	Nishapur (Persien).
Beschaffenheit:	Hell, weiß, feinpudrig, süß.
Wirkung:	Zusammenziehend.

Japan:
Dunkelbraune Heilerde, fein gerollt, Länge 5 cm. 19. Jahrhundert.
(Pharmacie-Museum Basel)

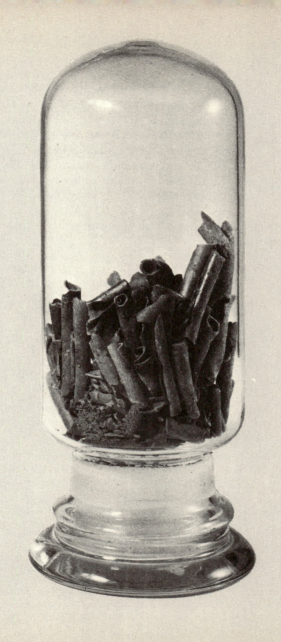

Anwendung: Razes (renommierter persischer Physiker des 10. Jahrhunderts) – verschreibt die Erde von Nishapur bei Magenkrankheiten, Übelkeit und Verdauungsbeschwerden. Sofort nach einer Mahlzeit eingenommen, wirkt sie auf die Verdauungsorgane, besonders auf die Leber. Menschen, die unter ständigem Hunger leiden, denen ununterbrochen das ›Wasser im Munde zusammenläuft‹, verordnet Razes die Erde zur Sättigung.

Die vielbegehrte Erde von Nishapur wurde in alle Teile der Welt exportiert.

Auch Steine wurden zu Heilerden verarbeitet

Arabischer Stein

zum Austrocknen von Hämorrhoiden.

Morochtosstein

gegen Blutspeien, Unterleibs- und Blasenleiden, als Zäpfchen verabreicht gegen Frauenfluß; er hatte hautbildende Kräfte.

Assischer Stein

mit Honig vermischt bei Kavernen und Geschwüren, mit Wachs vermischt bei fressenden Geschwüren (Plinius).

Auripimento

aus griechischen Kupferminen; rauh und von leuchtend goldener Farbe, leicht streichbar, oft als eichelförmige Steine gefunden. Pulverisiert diente Auripimento als Beimischung für geheime Präparate. Er sollte Wundschorf bilden, Fleischwunden heilen und war, dem Grundstoff Siegelerde zugegeben, ein Haarentfernungsmittel (Dioskurides).

Sandarach

unterschied sich vom Auripimento nur durch seine leuchtendrote Farbe.

Glosso Petra

(Schlangenzungen) in der Form der menschlichen Zunge; hell, weißlich oder fleischfarben; gegen Fieber, Rindsblattern, Würmer.

Schlangenaugen

(wahrscheinlich Fossilien); diese Steine, die sich durch eine kaubare Konsistenz auszeichnen mußten, beugten der Vergiftung vor oder heilten sie.

Erde von Tripoli

(Muschelerde) nach Imperato; gifttreibend.

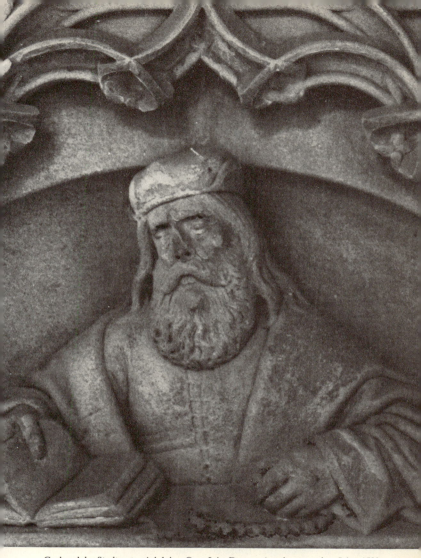

Grabmal des Stadtarztes Adolphus Occo I. im Dom zu Augsburg aus dem Jahre 1503. Der Arzt hat vor sich auf dem Tisch Terra Sigillata, in Formen gepreßte Heilerde.

Aus der Geschichte der Siegelerden in Deutschland

Die Beschaffung der ausländischen Siegelerden wurde durch Kriege erschwert, und sie sind teuer, ›dem Golde gleich‹ (Zedler, Universallexikon).
In Deutschland wütet die Pest: z. B. in Hamburg 1597, in Braunschweig um 1600.
Mit der Erkenntnis, daß Heilerde eines der wirksamsten Mittel gegen die Pest war, ist es naheliegend, auf den teuren Import zu verzichten und im eigenen Land zu suchen. In Schlesien, Sachsen, Polen und Ungarn wurde man fündig. Bedeutende Erden wurden entdeckt.
Die Alchimie begünstigt die Verbreitung der Heilerde.
Der Augsburger Stadtarzt Adolphus Occo I. (15. Jh.), Bockelius (16. Jh.), Geißler (17. Jh.) und Agricola (1494 bis 1555) sind Verfechter der Erdmedizin.

›Was ist die Hülf andres als die Liebe.‹ (Paracelsus)

Paracelsus (1493–1541) wird gerne als Vater der pharmazeutischen Chemie bezeichnet, weil er das Sublimieren und Destillieren der Arzneimittel in die Medizin einführte.
Als Sohn des Arztes und Alchimisten Wilhelm von Hohenheim wurde er von Kind auf zur exakten Beobachtung der Natur angehalten. Er war ein erbitterter Gegner der Qualitätenlehre Galens, endloser Rezepturen und Arzneimischungen.
Paracelsus hatte ›Gemüt und Herz‹ der Mineralien studiert, bevor er sie in so großer Zahl als Heilmittel anwandte.
Heilerden waren für ihn Grundsubstanz bei der Zubereitung, vor allem bei Medikamenten gegen die Pest.
Agricola schätzte die Heilwirkung der Erde so sehr, daß er sie pur verwendete. Er bedauerte, daß in der ersten Hälfte

des 16. Jahrhunderts die Verordnung von Erde nahezu verschwunden war. Der ›Vater der Mineralogie‹ versuchte, die in jener Zeit nur nach Gefühlskriterien eingestuften Erden (locker, halbdicht, fett, mager – oder nach Farbe, Geruch und Geschmack) nach mineralogisch-therapeutischen Kriterien zu ordnen.

Der Paracelsus-Schüler Johannes Schulz, Montanus genannt († 1604), erweiterte die Aufstellung der therapeutischen Erden (z. B. Wildenberger Ton, das rötliche Steinmark von Rochlitz) um die Striegische Erde aus Striegau (Schlesien).

Mit ihrem Bekanntheitsgrad und ihrer Effektivität wurde die Erdmedizin Gegenstand finanzieller Spekulationen. Wie im Altertum wurden die Erden in Tablettenform gepreßt und gestempelt, um ihre Echtheit zu bezeugen.

Conclusio:

Die Geschichte der Heilerden wird bis Ende des 19. Jahrhunderts durch fünf Entwicklungen negativ beeinflußt:

1. Ständig neu auf den Markt kommen Siegelerden, deren Ruf durch wirtschaftliche Manipulationen gefährdet wird.
2. Als Folge der rapiden naturwissenschaftlichen Fortschritte gibt es keine energischen Verfechter der Naturheilkunde.
3. Die therapeutischen Erden sind bald nur noch Bestandteil von Pillen und Pasten. Ihre Wirkung wird dadurch medizinisch fast wertlos.
4. Durch die Aufklärung in weiten Bereichen wird der Naturwunderglauben auf die scheinbar unbegrenzten Möglichkeiten der Schulmedizin übertragen.
5. Die Heilerde wird von Unkundigen kritiklos als Allheilmittel verschrieben.

Als Folge dieser Entwicklung gerät die Heilerde fast ganz in Vergessenheit. Es ist einleuchtend, daß ein Medikament an Glaubwürdigkeit verliert, sobald es als Allheilmittel gepriesen wird.

1882: Die Heilerde erfährt eine Aufwertung durch den vorausschauenden Hygieniker Dr. Max von Pettenkofer (1818–1901), der in seinem Buch über die gewaltigen Heilkräfte des Bodens schreibt: ›Der Boden, den wir zu verunreinigen aufhören, reinigt sich von selbst.‹

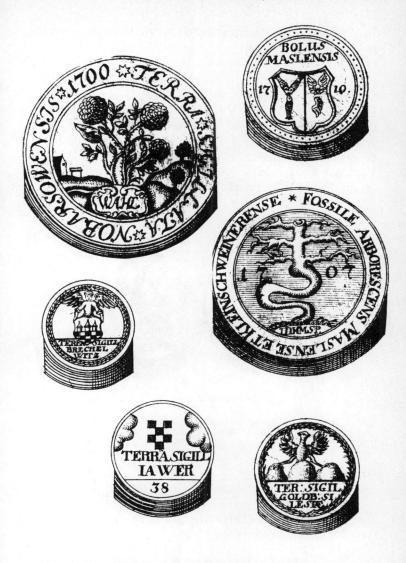

Stiche deutscher Siegelerden aus dem Buch: ›Silesia Subterranea‹, Dr. G. A. Volkmann, 1720 Leipzig

Wichtige deutsche Siegelerden, mit dem 16. Jahrhundert beginnend

Striegauer Siegelerde
Liegnitzer Siegelerde
Goldberger Siegelerde
Seichauer Siegelerde
Beierfelder Siegelerde
Veldener Siegelerde
(a. Hersbrucker Siegelerde)

Laubacher Siegelerde
Wildenberger Ton
Steinmark von Rochlitz
Steinmark (Marga Saxatilis)
Cassellische Erde

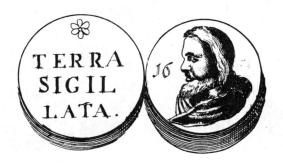

Terra Sigillata Laubacensis

Vor- und Rückansicht mit dem Abbild
des Montanus (16. Jh.)

Niederschlesien:

Striegauer Siegelerde (Terra Sigillata Strigoviensis)
(von Montanus beschrieben 1585)

Herkunft: Striegau.
Beschaffenheit: Erbsengelb, hirsekorn- bis bohnengroße

Wirkung:	Stückchen, aus Blasenräumen des Basalts geschlagen. Als solarische Erde wirkt sie gegen Haupt- und Gliederschwächen.
Anwendung:	Nach Paracelsus – gegen die Pest.

Liegnitzer Siegelerde (Terra Sigillata Lignicensis)

Goldberger Siegelerde (Terra Sigillata Goldbergensis)

    Grüngelbe Erde aus Silberminen, nur zum äußeren Gebrauch bestimmt: bei schwärenden Wunden.

Seichauer Siegelerde (Terra Sigillata Seichaviensis)

Herkunft:	Seichau (Niederschlesien)
Beschaffenheit:	Basalthaltiger Bolus (›Klumpen‹), rot

Sachsen

Beierfelder Siegelerde (Terra Sigillata Beyerfeldensis)

Herkunft:	Graul bei Schneeberg
Beschaffenheit:	Kluftlehm, von weißer Farbe
Wirkung:	Adstringierend

Die Beierfelder Siegelerde stammt aus der Grube ›Silberhoffnung‹. Ihr Siegel war ein Anker, Symbol der Hoffnung, und ein Halbmond, Zeichen für Silber.

Steinmark-Erde (Marga Saxatilis)

Herkunft:	Sächsisch-böhmisches Erzgebirge.
Beschaffenheit:	Kaolin, weiß.
Wirkung:	Adstringierend, kühlend.
Anwendung:	Bei Sodbrennen, Bauch- und Blutflüssen, Nierenschmerzen, Verletzungen, Beinbrüchen.

Rochlitzer Steinmark

Herkunft, Beschaffenheit und Wirkung s. o. ›Steinmark-Erde‹.
Anwendung: Für Tinkturen und Umschläge (nach Leibarzt Chr. Person).

Allein in Sachsen gab es dreißig verschiedene Siegelerden. Die beiden Ärzte Johann Paul Wurffbain (1655–1711) und August Quirinus Rivinus (1652–1723) begannen eine großangelegte Untersuchung, die unvollendet blieb. Sie wurde an die Königliche Naturaliensammlung in Leipzig übergeben, ohne veröffentlicht zu werden.

Franken:

Veldener Siegelerde (Terra Sigillata Veldensis bzw. Herspruccensis)
(auch Hersbrucker Siegelerde)

Herkunft: Gaisloch bei Velden.

Siegelerden aus dem 17. und 18. Jahrhundert. Striegische-, Laubacher-, Iawer-Erde (böhmisch). Das Abbild zeigt Montanus.

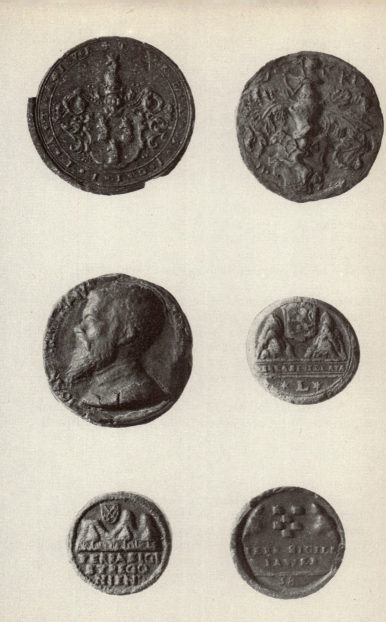

Beschaffenheit: Höhlenlehm, Kreideton, gelblich-bräunlich.
Wirkung: Äußerlich, ›Defensivpflaster und Dürrbände‹, gifttreibend.

›*Dessen Tugenden können aus der Erde Kräfften geurtheilt werden / über welche er auch eine Krafft hat / die Zipperleins Schmerzen zu stillen / und die böse Weise der Rauden zu verbessern.*‹

(J. Schröder, 1685)

Hessen:

Laubacher Siegelerde (Terra Sigillata Laubacensis)

Herkunft: Ramsberg bei Laubach
Beschaffenheit: Teils dunkel, gelb, weiß. Verwitterungston, rot (wahrscheinlich Montmorillonit). Klebt an der Zunge, zerfällt in Stückchen.
Wirkung: Entgiftend.
Anwendung: Gegen Pest; als Gegengift.

Dr. Andreas Berthold aus Oschatz (1583) hinterließ eine Schrift über die Vorzüge und Heilwirkung dieser Erde.

Cassellische Erde

Herkunft: Gegend von Großalmerode.
Beschaffenheit: Markasithaltiger Ton.
Wirkung: Unbekannt.
Anwendung: Gegen Erbrechen, Appetitlosigkeit, Milzbeschwerden, Spulwurm, Menstruationsbeschwerden.

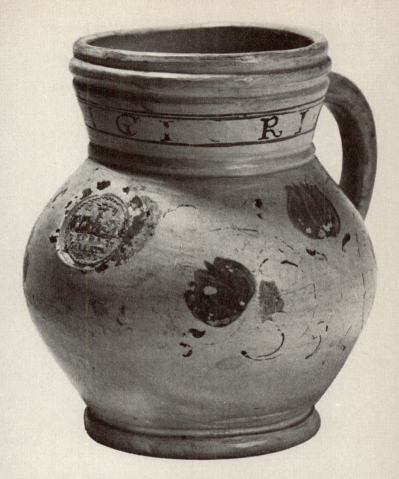

Ein Krug aus Heilerde (Ton) geformt, Böhmen 1639, Höhe 12 cm.
Die Prägung zeigt das Wappen der Freiherren von Berka, einen dreimal geästeten Baumstamm. Derartige Krüge sind auch aus Deutschland bekannt, ihnen wurde Heilwirkung nachgesagt.

›Man gebrauchet sie denen / die von einer Höhe herunter gefallen / denen Blutspeyenden / und in der rothen Ruhr / dahero bereitete D. J. Michaelis aus selber sein roth Ruhrpulver / ...‹

(J. Schröder, 1685)

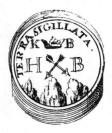 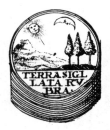

Siegelerden: Böhmen und Striegau

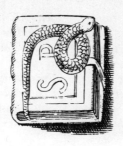

Aus alten Büchern

Rother Bolus / Bolus Armenus. Lutum Armenum ist ein Ader der Erden / die im Land Armenia wird gefunden. Das ist der beste Bolus Armenus / der von Farben roth / und nicht mancherley Farben an ihm hat / beynahe als Saffran. Ist kalt im ersten Grad / und trocken im andern. Ist gut den bösen Blatern und Geschweren / sonderlich / so die Pestilenz regiert / mit Endivienwasser eingenommen / und den Leib damit geschmieret. Und ist das Pulver eine grosse Arzeney zu allerhand Wunden.
Bolus Armenus getruncken / ist dem Blutspeyen / und zu der Schwindsucht sehr bequem / denn es trücknet das Geschwer der Lungen / davon die Schwindsucht entstehet.

Erdrich / Terra

Der Erden, lateinisch Terra, italienisch Terra, französisch Terre, und hispanisch Tierra genannt / ist mancherley Art und Geschlecht. Wollen allhie nur etliche melden / welche fürnem-

Oben:
Heilerdetäfelchen in Buchform
Originalgröße
Sankt-Paulus-Erde aus Malta

lich zur Arzeney gebraucht werden. Als das gemeine schwarze Erdrich / der Lett / der weisse und rothe Bolus.
In gemein von Erdrich zu reden / ist das schwarze Erdrich feister und fruchtbarer dann das ander. Im Gebrauch aber der Arzeneyen / ist ein jedes Erdrich kalter und trockner Natur. Wird die Entzündungen zu löschen gebraucht. Und derowegen auf die Stich der Wespen und anderer Thier mit grossem Nutzen gelegt.

Ein Pflaster von Terra Sigillata, Rosenöl / Essig und Eyerklar gemacht und auf den Magen gelegt / ist gut wider zuviel Stuhlgang.
Ein Salb von Terra Sigillata und Eyerklar gemacht / auf die Schläffe oder Stirn geschmieret / stillet das Nasenbluten.
Terra Sigillata ist kalt und trocken temperieret. Ist kalt gut für die Pestilenz. Wer davon trincket / und danach tödtlich Gifft nimmt / dem fähret es oben auß / und bringet ihm keinen Schaden. Ist auch gut für Thier Biß.

Die Terra Sigillata wird nunmehr auch in Teutschland zu vielen Orten gefunden.
Hat ein Schärffe und Nesse / trücknet ohne Reissen / und heilet die befrieglichen Geschwer. Mit starckem Essig bereitet / daß es werde wie Leymen / und auf die frische Wunden gelegt / bringt es dieselbige zusammen / auch heilets alte Schäden. Zerlaß es mit was dich dunckt / ihm zur Not mehr bequem seyn / als mit Essig / der mit Wasser gemischt ist / oder Wein und Honigwasser. Ist denjenigen / so Geschwer im Leib und Därmen haben / ehe sie faul werden / so man ein Clystier darmit macht / über die Massen bequem. Wann mans im Tranck nimmt / so widerstehets den giftigen Arzneyen und allen Giften mit starckem Widerstand. Hat wunderbare Tugend das Herz zu stärcken.

Italien (14. Jahrhundert)

Vermische Ton aus Lemnos, Wacholderbeeren (⅛ Unze), zerkleinere, zerpulvere, gib Öl dazu und verwende es, nachdem du daraus Pillen in der Größe einer Erdnuß gedreht hast. Nimm sie mit einer wohlproportionierten Mischung aus Oregano, Laugenwasser und Glühwein ein.
Dieses Gegenmittel löst einen Brechreiz aus, der das Gift ausstößt.

Gegen alle Krankheiten der Brüste: Weiche in Wasser ein haariges Kleeblatt und Terra di Cimolie (oder Terra di Ceo). Mische die Erde zu gleichen Teilen mit Essig und Öl, Bleiweiß und Bleioxid. Damit bestreiche deine Brüste!
(aus: Inventarsi di Pharmacie Modenesi, 14. Jahrhundert)

Um die Brüste klein und fest zu erhalten: Grabe die Wurzel der Plantago Psyllium bei abnehmendem Mond aus und lege sie auf die Brust. Oder: Nimm ein wenig Pulver der Wurzel und gib es auf ⅖ Unze Alaun, ⅛ Unze grünen Rizinus. Zerkleinere es gut und vermische alles mit schwarzem, herbem Wein.
Streiche es – wenn es fest wie Wachs geworden ist – rund um die Brüste. Darüber streiche den Brei aus Terra di Samo und weißer Terra del Cimolio.
Erweichendes Mittel für die kranke Haut, besonders des Gesichtes, der Hände und Füße: 1 Pfund Terra di Cimolie, 2 Pfund Terra di Chio, 6 Pfund Iriswurzel, Seifenkrautwurzel, 2 Unzen trockene Wurzeln des gefleckten Aronstabes, 6 Unzen Alpenveilchenwurzeln.
Zerkleinere gut, passiere durch ein Sieb und stelle zur Seite. Nimm soviel wie du davon brauchst und streiche es, zusammen mit aromatisiertem Wein, auf die Haut, und wenn es anfängt zu trocknen, wasche es mit Wasser ab und trockne es mit einem sauberen Tuch.

Um innere Blutungen zu stillen: Gib Coromandelkraut in alten Wein und lasse es mit warmem Wasser drei Tage lang trinken. Für diejenigen, die unter Bluthusten leiden, hat sich folgendes Mittel als besonders wirksam bewährt: Stärke, Bleiweiß, Weihrauch, Ton aus Lemnos werden zu gleichen Teilen vermischt. Davon einen Löffel in Wasser und Essig gelöst trinken.

Persien

Weiß ist die samtene Erde mit Wohlgeschmack. Wenn sie roh oder geröstet eingenommen wird, schmeichelt ihre Süße dem Mund und dem Gaumen. Die Erde von Nishapur kann auch salzig-herb sein. Dem Feuer ausgesetzt, verliert sie diese Strenge und wandelt sich ins Süße.
Im Mörser zerkleinert, werden dem ›Nishapur-Staub‹ Rosenwasser, Kampfer und andere geheimnisvolle Ingredienzien zugemischt.
Zur Linderung des Rumorens im Magen und zur Parfümierung des Atems in Wein getaucht, ist die helle Erde exzellente Medizin.

Razes (Ali Ibn Mohammed), der bewunderte Arzt aus dem 9. Jahrhundert, verordnet gegen Durchfall und Magenbeschwerden die Erde von Nishapur. Diese wird dreimal täglich, in winzigen Portionen von 30 dram, jeweils in einem Sud aus süßem Apfel oder Andropogon schoenanthus aufgelöst, dem Patienten gereicht. Nach der Gesundung fühlt der Mensch sich nicht nur gekräftigt, sondern ist auch überaus fröhlich.

Eine Paste aus Erde und Öl wird als Kopfpackung gegen Schorf bei Kindern und Erwachsenen verordnet.

Deutschland

Den Lehmaufschlägen werden zugemischt:
Eis, Pflanzentinkturen, gepreßte, gegorene Äpfel, schwarzer Pferdemist, Salben nach spezieller Vorschrift.
Die heiße Kompresse von Pellkartoffeln, Lehm, Petersilie und Zinnkraut:
Pellkartoffeln werden gar gekocht unter Zugabe von ein wenig Zinnkraut und Petersilie. Dieses Gemisch wird auf ein Tuch gegossen, so daß überschüssiges Wasser entweicht, und mit dem separat erhitzten Lehmbrei vermischt. Dann wird das Tuch übereinandergeschlagen, und die Kartoffeln werden von Hand zerdrückt.

Griechenland

Rezept bei Ruhr: Man spült den Darm zunächst mit Honigmilch, dann mit Meerwasser und schließlich mit einer Mischung von Wegerichsaft. Nach diesen Einläufen trinkt man die Samische Erde mit verdünntem Essig. Die Lemnische Erde galt als die beste und wurde dem Golde gleich geschätzt.

Indien

Die ältesten Dokumente über Geophagie in Indien, Burma und Thailand (Siam) stammen aus Kalidasas Raghuvamca. Es heißt, daß eine berühmte Königin gebackenen Lehm aß, um ihren Atem verführerischer zu machen und so ihrem Geliebten zu gefallen.

Afrika

Ein Rezept mit rituellem Charakter. Ton wird über Monate eingenommen und bedarf einer speziellen Zubereitung: Eini-

ge Pfunde Ton werden mit heißem Wasser am frühen Morgen angemischt und in Portionen täglich früh getrunken. Ein Teil dieser Flüssigkeit wird mit Milch vermischt und an zehn aufeinanderfolgenden Tagen nachts eingenommen. Dieses Rezept existiert auch bei anderen Stämmen in Variationen: z. B. mit Honig und Datteln für eine lange Kur. Bei schweren Krankheiten wird der Patient in Erde eingegraben und gleichzeitig mit Erdwasser versorgt.
Gegen Anämie nehmen die afrikanischen Eingeborenen eine Mischung aus Erde, schwarzem Pfeffer und Senf ein. Gegen Magenschmerzen und auch Syphilis wiederum nur eine ganz bestimmte Erde, El Jardeeka.

Ägypten

Zahnfüllungen aus vorchristlicher Zeit: Die Ägypter füllten Löcher in den Zähnen mit Ocker und Steinmehl. Gaumengeschwüre wurden mit einer Mischung aus Honig, Malachit und Ocker behandelt.
Von den Indern ist auch bekannt, daß sie giftige Stiche mit ›Erdbädern‹ bekämpften.

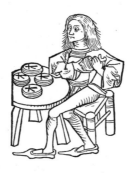

Mittelalterliche Darstellung: Heilerden werden geprägt

Indonesien/Sumatra

Aus Indonesien war bekannt, daß die wohldosierte Einnahme den Magen-Darm-Trakt heilt. Die kleine Quantität ist Abführmittel – das entsprechend große Quantum bringt Durchfall zum ›Stehen‹.

Dem Durchfall begegnet man in Sumatra mit in Fruchtsaft gelöster Erde, Kurkuma, Salz und – je nach Bedarf – Wasser.

Auf den Molukken-Inseln wurde das Nest eines kleinen Höhlenvogels (Nido) mit Wasser gemischt und als Heilmittel gegen Husten und Schwindsucht verwendet.

Kurzberichte aus den Jahrhunderten

13. Jahrhundert: Marco Polo (1254–1324) berichtet, daß die Pilger auf dem Weg zur heiligen Stadt Niabar häufig von Fieber befallen wurden. Sie halfen sich mit rotem Lehm aus dem See nahe der Stadt.

14. Jahrhundert: Peter von Abano stellt die Terra Sigillata in seiner Abhandlung über Gifte heraus. Könige und Fürsten schätzten ihre entgiftende Wirkung und aßen sie als Vorsichtsmaßnahme zu ihren Mahlzeiten.

15. Jahrhundert: Siegelerden werden streng überprüft. In der Corte del Mercante (Florenz, 1436) sind Richtlinien für die Florentiner Ärzte und Pharmakologen angegeben, nach denen die Erden analysiert werden.

Die Erden unterstanden bestimmten Reinheitsgeboten und wurden von einem Eichmeister auf ihre Echtheit überprüft: Sie mußten eine klare, deutlich pharmakologische Wirkung haben. Herkunft und Qualität wurden durch das jeweilige Siegel bekundet. In Rezepturen durften ausschließlich die von den Ärzten angegebenen Erden verwendet werden.

16. Jahrhundert: Nicolas Dortmann, Professor an der Universität Montpellier, schreibt über die Handhabung der Heilerden in Balaruc-les-Bains im Languedoc.

›Der Schmerz des Schlüsselbeins und der Schultern wird gemildert, wenn die Gliedmaßen mit einem leichten Heilerdebrei bestrichen werden.‹

17. Jahrhundert: Ippolito Cessarelli, berühmter Drogist, erwähnt in seinem Buch ›Antidotario Romano‹ die Unterscheidungsmerkmale der Erden und erinnert an die Assungia Solis, eine schlesische Siegelerde. Sie wird als der Seife ähnlich beschrieben, schmierig und von strohgelber Farbe; sie wird aus Goldminen herausgeholt.
›Doch kan die Erde / die uns fürkommet / nicht vor kalt gehalten werden / weilen (nach Zeugnüß Hipp.) viel der Wärme (des Geistes / von dem wir oben gesagt) in der Erde ist / durch dessen Krafft selbe fruchtbar wird. Dann die Fruchtbarkeit rühret nirgend anderst her / dann von einem geistlichen warmen Anfang / obzwar selbe Wärme sich weit erstrecket. Was die andern Beschaffenheiten anbelanget / so ist die Erde ansichziehender Natur / und widerstehet der Fäulung.‹
In der berühmten Fonderia Medici wurden Tabletten aus Heilerde hergestellt. Sie waren Bestandteil der damals so berühmten tragbaren Apotheken (dem ›Medikamentenkoffer‹) und wurden höchst teuer verkauft. Überhaupt, Erden waren – wie Gewürze – eine große Einnahmequelle; der Handel mit ihnen war nicht selten Spekulationsgeschäft, wenn auch, wie man von den Medici berichtet, Erdpastillen großzügig ans Volk verschenkt wurden.

18./19. Jahrhundert: In Italien werden nicht nur heimische Erden genutzt, man greift auf Erden aus Deutschland zurück, denn ihre Qualitäten gelten den heimischen gleich.
Selbst rauhbeinige Militärs verachteten

einschlägige Erfahrungen anderer keineswegs, wenn es ihnen ins Konzept paßte: »Lassen Sie die Kerls Erde fressen, Majestät«, riet dem Zaren Nikolaus I. sein deutscher Leibarzt, als gerade auf dem Höhepunkt des Krim-Krieges eine Cholera-Epidemie ausbrach. Dieser Rat hatte Erfolg und wirkte bis in den Ersten Weltkrieg nach. Damals mußte jeder russische Soldat eine kleine Menge weißen Tons mit sich führen, damit er sich bei Durchfall sofort selber helfen konnte.

19./20. Jahrhundert:	Ehrenberg, deutscher Mineraloge, versucht eine erste rationale Erklärung der Schwangerschaftsgeophagie zu geben: Tonessen zur Erleichterung der Entbindung (›Über die roten Erden‹).

In seinem Buch ›Das Erden und Felsen schaffende Wirken des unsichtbar kleinen selbständigen Lebens auf der Erde‹ analysiert er dreihundert verschiedene Tonerden. Unter diesen Tonen aus der ganzen Welt sind viele eßbare Erden aufgelistet.

Heringa beschreibt in seinem Buch ›Eetbare Aarde van Sumatra‹ die verschiedensten Tonerdearten, wirkungsvoll bei Durchfall.

Dr. Loueachevitch beschreibt Fälle, in denen Gonorrhöe epidimymitis durch Auflagen weißen Bildhauertons, der mit Wasser zu einer Paste verrührt wird, völlig auskuriert wurde. Die Auflagen wurden zweimal täglich erneuert; die Schwellungen schwanden bereits am zweiten oder dritten Behandlungstag.

Professor Botkin, Dr. Pirogoff und andere russische Chirurgen fanden im Ton ein gutes Mittel gegen Hysterie und die damit verbundenen Störungen des Unterleibs sowie Erbrechen, Durchfall und Bauchschmerz.

(Materia Medica of the Hindus)

Die Wiederentdeckung der Heilerde am Anfang des 20. Jahrhunderts

1906 – Der Medizinalrat Prof. Dr. Julius Stumpf übergibt medizinischen Kreisen seine bedeutende Abhandlung: ›Über ein zuverlässiges Heilverfahren bei der asiatischen Cholera sowie schweren infektiösen Brechdurchfällen und über die Bedeutung des Bolus Alba (Kaolin) bei der Behandlung gewisser Bakterienkrankheiten.‹ Mit dieser Arbeit beginnen neue Auseinandersetzungen über den therapeutischen Wert von Erden.
Julius Stumpf wird 1856 in Höchberg geboren. Nach seinem Medizinstudium wohnt Stumpf 1882 der gerichtlichen Ausgrabung einer seit drei Jahren bestatteten weiblichen Leiche bei. Die Leiche und die Kleidung waren in relativ unverwestem Zustand, so daß der junge Arzt das Sektionsbild nicht vergessen konnte. Die Tote war in lehmiger Erde begraben worden. Stumpf kam zu dem Schluß, daß im Lehm das organische Leben nur sehr minimal oder überhaupt nicht möglich sein müsse.
Welche Bedeutung konnte diese Erkenntnis für die Medizin haben? Stumpf fühlt sich durch die Ansichten des Hygienikers Pettenkofer in seiner Vermutung bestärkt: Die Eigenschaften des Lehms sind zersetzungswidrig (antibakteriell). In den folgenden Jahren erprobt er in unermüdlicher Arbeit, trotz großer Widerstände, immer wieder die antibakterielle Wirkung des Lehms im Labor, an Tieren und schließlich auch an Menschen. Stumpf arbeitete zuerst mit Lehm und später mit dem in Apotheken erhältlichen Bolus Alba, deren antiseptische (keimtötende) und aseptische (keimfreie) Wirkung er bei der Wundbehandlung nutzt. Nach seinen Erfolgen in der äußerlichen Anwendung wagt sich Stumpf auch an die innerliche Verabreichung, angeregt durch die Reiseberichte Alexander von Humboldts. Er liest

über das Erdessen der Otomaken am Orinoko (siehe Geophagie) und deutet dies als instinktive Desinfektion des Verdauungstraktes. In der vorgenannten Schrift faßt Stumpf seine Erfolge in der Behandlung von Cholera und Magen-Darm-Störungen zusammen. In seinen späteren Schriften verweist er auf die Heilerfolge bei Diphtherie, Vergiftungen (besonders durch Arsen). (Siehe Zusammenfassung)

Wer immer die Geschichte der Medizin und speziell der Pharmakologie verfolgt, muß zugeben, daß kaum ein anderes Heilmittel von den ersten Kulturanfängen bis vor 200 Jahren eine gleich wichtige Rolle im Heilschatz gespielt hat wie die weiße Erde.

(Prof. Dr. Julius Stumpf)

Um 1910 entstand eine Konkurrenz zwischen Bolus Alba und Kohle. Da der Bolus von allen Tonmineralien das geringste Sorptionsvermögen besitzt – im Gegensatz zu Montmorillonit, Glimmer oder dem kalkhaltigen Löß –, siegte zunächst die Kohle mit ihrem höheren Sorptionsvermögen. Im Gegensatz zum Löß hat der Bolus eine starre Gitterstruktur, d.h., er kann kein Wasser aufnehmen, sondern nur anlagern. Das erklärt die Kontraindikation in der Bolus-Therapie: Bolus neigt im Darm zur Bildung von Klümpchen, die zum größten Teil von Schleim umhüllt werden.
Später erkannte man den Wert der Löß-Erde, nachdem nachgewiesen wurde, daß sie nicht nur eine höhere Sorptionskraft hat, sondern auch Mineralien liefert. Wichtiger Heilfaktor ist die Remineralisierung, besonders bei Durchfall.

Kneipp, Just und Felke

>*Der Mensch vervollkommnet sich in dem Maße, als er sich der Natur nähert.*<
(Friedrich Nietzsche)

Neben der notwendigen wissenschaftlichen Anerkennung (siehe Quellennachweis) erfährt die Heilerde vor allem durch die sogenannten Laienmediziner am Anfang des 20. Jahrhunderts eine Renaissance. Die Pfarrer Kneipp und Felke und der Buchhändler Just sahen die einzige Ursache für Krankheit im Ungehorsam gegen das Gesetz. Gemeint ist das Naturgesetz, d. h. die Gesetze von der Ganzheit des Lebendigen. So war ihre Therapie: Wasser, Sonne, Erde, Luft.
Der Priesterarzt *Sebastian Kneipp* (1821–1897) sagte in einem seiner Vorträge: »Der allgütige Schöpfer hat in den unscheinbarsten Dingen, an welchen der moderne Mensch gleichgültig vorübergeht und die er sogar verachtet, Heilmittel für Menschen und Tiere geschaffen. Eines der vorzüglichsten Heilmittel ist der Lehm.«
Kneipp ließ Lehm aus tiefsten Erdschichten entnehmen und wandte ihn, bevor er erfolgreich Menschen kurierte, zunächst bei Tieren an. Er heilte Venenentzündungen, Gelenkerkrankungen und Geschwüre mit Lehmauflagen. Seine berühmten Kaltwasseranwendungen ergänzte er mit dem Lehmhemd (siehe Anwendungen). Der Lehm wird in diesem Fall mit verdünntem Essig zu einer milchigen Konsistenz verrührt. Ein Leinenhemd wird mit dieser Lehmflüssigkeit getränkt und feuchtnaß angezogen. Diese Anwendung wurde zum klassischen Therapeutikum bei ausgebreiteten Hautausschlägen und Flechten. Kneipp verwendete den Lehm bei den verschiedensten Krankheiten und erprobte mit Erfolg die verschiedensten Kräutersude in Ergänzung zur Heilerde.

Kneipps kühlende und ausleitende Umschläge bewährten sich bei Unterschenkelgeschwüren, Rippenfell- und Halsentzündungen. Sehr wirksam erwies sich der Lehm bei giftigen Stichen von Hornissen, Wespen und Bienen.

Um die Persönlichkeit Kneipps zu verstehen und wie er mit unglaublicher Beharrlichkeit seinen harten Lebensweg meisterte, immer mit dem Ziel, seinen Mitmenschen zu helfen, sei angemerkt, daß er sich selber von schwerer Krankheit mit der ›Kaltwassertherapie‹ heilte.

›Die Krankheitsstoffe im Blute aufzulösen,
das Aufgelöste auszuscheiden,
das so gereinigte Blut wieder in die richtige Zirkulation zu bringen,
endlich den geschwächten Organismus zu stählen, zu neuer Tätigkeit zu kräftigen.‹
(Sebastian Kneipp)

Adolf Just (1859–1936) gründete 1896 im Harz die Heilstätte ›Jungborn‹. Just wirkte mit der Überzeugungskraft, die nur Menschen innewohnt, die aus Erlebtem handeln und persönliche Erfahrungen weitergeben. Schon in frühester Jugend, durch ein Nervenleiden gequält, das nach dem damaligen Stande ärztlicher Wissenschaft nicht heilbar war, griff Adolf Just in seiner Not zur Selbsthilfe: Er studierte die Schriften von Kneipp, Rikli, Kuhne und Baltzer und therapierte sich bis zur Heilung.
›Kehrt zurück zur Natur!‹ Mit dem gleichen Titel schreibt er 1895 sein erstes Buch über die naturgemäße Lebensweise. In diesem philosophisch-religiösen Werk stellt er seine Therapiemethoden vor:

›Das naturgemäße Bad‹
›Licht und Luft in ihrer Anwendung im vollen Sinne der Natur‹

›Die Erdkraft als wichtigstes Heilmittel der Natur‹
›Die naturgemäße Ernährung (unter Berücksichtigung der Menge, Zusammensetzung, Reihenfolge und Zubereitung)‹
›Der Erdschlaf‹
›Das Tautreten‹

Ach, könnte ich doch auf Berges Höhn
In deinem lieben Lichte gehn,
Um Bergeshöhen mit Geistern schweben,
Auf Wiesen in deinem Dämmer weben,
Von allem Wissensqualm entladen
In deinem Tau gesund mich baden.

Goethe (Faust)

Sein ›Kehrt zurück zur Natur‹ möchte Just nicht als eine Weltflucht verstanden wissen. Die naturgemäße Lebensweise ist sehr viel mehr eine Rück-Sicht auf die Natur und alle notwendige Achtung vor dem eigenen Körper.
Die Patienten des Jungborns bittet er, die Lebensphilosophie nicht zum Streitpunkt mit den Mitmenschen, mit der Familie usw. zu machen. »Ich bin von jeher ein großer Gegner von Fanatismus und Einseitigkeit gewesen; ich bekämpfe sie und warne davor. Wer mich versteht, lernt ein harmonisches Leben kennen und fällt anderen Menschen gegenüber durch eine etwaige Eigenart, Eigenbrötlerei, wie es strenge Methoden, enge Weltanschauungen und Lebensrichtungen so oft als Folge- oder Begleiterscheinungen haben, nicht auf. Er redet nur vor hörenwollenden Ohren, sonst schweigt er und geht seinen schönen Weg in Zufriedenheit und in Liebe zu den Menschen.«

Der im Handel befindliche Bolus verlor nach Justs Vermutung durch das notwendige Sterilisieren einen Teil seiner Heilkräfte. Auch kam es bei innerlicher Anwendung von Bolus oft zu ungünstigen Nebenwirkungen: Das Kaolin neigt zur Klümpchenbildung im Darm (im Gegensatz zum porösen Löß quillt er im Wasser auf und wird undurchlässig) und kann zu schwerer Verstopfung führen.

Angeregt durch die Schriften des Altertums und des Mittelalters stieß Just 1908 – auf der Suche nach einer Heilerde, die in ihren therapeutischen Qualitäten den Bolus und den bisher in Jungborn verwendeten Lehm übertraf – auf ein ideales Lößvorkommen bei Blankenburg im Harz. Dieser Fund ist für Just das Geschenk seines Lebens, eine Bekräftigung seiner Lebensphilosophie.

Bis heute haben alle wissenschaftlichen Untersuchungen die intuitive Wahl Justs bestätigt.

1980: Nach dem französischen Arzt Donadieu besitzt Bolus Alba (Kaolin) – im Gegensatz zu Löß – nicht die Fähigkeit, Giftstoffe der Staphylokokken und Salmonellen zu absorbieren. Dies hat er in wissenschaftlichen Untersuchungen nachgewiesen.

Pastor *Emanuel Felke* (1856–1926) war Naturheiler aus innerer Berufung. Durch seine starke Ausstrahlung, seine seherische Gabe, Krankheiten zu diagnostizieren, wurde er fast gegen seinen Willen zum Heiler. Nach Abschluß seines Studiums betreute Pastor Felke verschiedene Pfarrstellen, und er heilte, über die Seelsorge hinaus, viele Kranke.
1898, kurz nach der Eröffnung des Jungborns, besuchte er Just. Zu dieser Zeit hatte Felke schon einen so großen Zulauf an Patienten, daß er sich mit dem Gedanken trug, sich ganz der Naturheilkunde zu widmen. Wir wissen heute: Felke behandelte 500 000 Menschen.
Der Austausch der beiden Naturheiler muß so stimmig gewesen sein, daß Felke noch während seiner Amtszeit den Naturheilgedanken praktisch umsetzte. Mit Hilfe der Bauern von Repelen (Niederrhein) baute er den ersten Felke-Jungborn.
Licht – Luft – Wasser und Erde: In eingezäunten Luftbade-

parks konnten Menschen Heilung finden, die sich dem energischen ›Lehmpastor‹ anvertrauten (siehe Felke-Therapie).
Die wichtigste Anwendung der Felke-Kur ist das Lehmbad. Auch hier äußert sich die Wirkung der Erde (in Verbindung mit Wasser) vielschichtig. Der Körper antwortet mit einer Fülle von physiologischen Reaktionsabläufen: Kreislauf, Durchblutung und Stoffwechsel werden aktiviert (siehe Anwendungen Felke-Sitzbad).

Die Naturheiler Kneipp, Just und Felke waren alle Laien. Sie heilten aus der Erkenntnis selbst durchlittener Krankheit und ihrer Genesung durch die Natur. Aus dieser Selbsterfahrung ist offenkundig eine Kraft gewachsen, die heftige Angriffe von seiten der Schulmedizin hinnehmen konnte. Es ist die Kraft des Heilers, die aus ›leibhaftiger‹ Erfahrung spricht.

Dem unbeirrbaren Glauben an die ›Erdkraft‹ (Just) und dem beharrlichen Einsatz dieser Vorkämpfer verdankt die Heilerde ihre längst verdiente Wertschätzung in Europa.

›Wäre es nicht geschehen, würde man es nicht erzählen.‹

Der ›Jungborn‹ im Harz wurde ein Anziehungspunkt für aufgeschlossene Mediziner. Es kam zu einer Reihe von Untersuchungen über die Heilwirkung der Erde. Dr. W. Peyer und der Geologe W. Röpke veröffentlichten die Ergebnisse. Die Zahl der Ärzte, die Heilerde verordneten, nahm zu.

Conclusio:

Die Wissenschaft ist nicht absolut. Sie hängt von dem jeweiligen technischen und kulturellen Bewußtseinszustand jenes bestimmten Momentes der Geschichte ab.
(Professor Pazzini)

Die Entstehung der Heilerde und ihre chemisch-physikalische Wirkung

Die hier besprochene Erde ist Löß (der Name stammt aus der rheinischen Mundart und bedeutet ›lose‹). Löß ist eine besondere Erdart, wie Ton und Lehm. Seine mehlfeinen Partikelchen haben eine Größe von 0,01–0,05 mm und sind von braungelber Farbe durch feinstverteiltes Eisenoxid. Die mikrokristallinen Teilchen im Löß sind:
>Quarz,
>Kalk,
>Glimmer,
>Ton und verschiedene andere Mineralien
>in geringer Menge.

Lößvorkommen an der Erdoberfläche sind durch Sickerwasser frei von Kalk. Die Silikate wurden zu Ton.

Der durch Verwitterung, Hitze und Kälte entstandene Gesteinsstaub wurde gegen Ende der Eiszeit (Diluvium) durch Winde und Stürme zu den späteren Lagerstätten oder durch Schmelzwasser der Gletscher abgeschwemmt. (Von ›Diluvium‹ leitet sich der Name für die Heilerde ›Luvos‹ ab.)

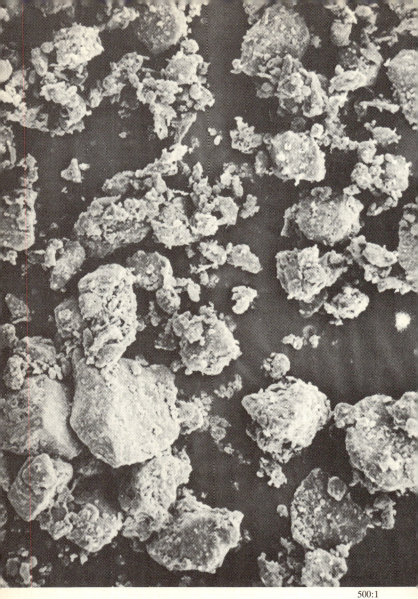

500:1

Mikro-Abbildungen der Heilerde Luvos
Die im Foto als Felslandschaft erscheinenden Erd-Partikelchen sind in Wirklichkeit winzigste Staubanteile mit stark zerklüfteter Oberfläche.

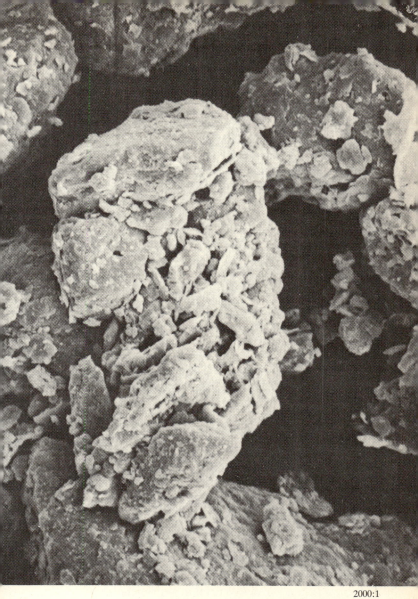

2000:1

Bei der Aufschwemmung mit Wasser zerfallen diese Staubanteile an ihren Bruchstellen und teilen sich vielfach. Die dadurch erweiterte Oberfläche bietet Platz für die größtmögliche Sorption: Adsorption und Absorption (Anlagerung und Einlagerung).

Wie ist die besondere Heilwirkung des Löß zu erklären?

1. In schwacher Säure (wie im Magensaft) lösen sich bestimmte Anteile der Heilerde als Ionen – wie Kalzium, Magnesium, Eisen, Aluminium, Kalium, Natrium. Sie werden vom Organismus aufgenommen, gleichen damit Mineralmangel aus und bringen das Säure/Basen-Verhältnis im Organismus ins physiologische Gleichgewicht. Wie wir wissen, treten bei Entzündungen (inneren und äußeren) Verschiebungen im Säure/Basen-Gleichgewicht auf. Die in der Heilerde enthaltenen Silikate übernehmen die Funktion eines Puffers.

2. Die hervorragendste Eigenschaft der Heilerde ist ihr ausgesprochen hohes Sorptionsvermögen.
   Unter Sorption verstehen wir, daß eine Substanz Ionen und eine Vielzahl anderer Verbindungen, wie Gase, Flüssigkeiten oder auch Farbstoffe, bindet.
   Findet diese Sorption ausschließlich an der Oberfläche statt (wie bei Bolus Alba), so sprechen wir von Adsorption. Lagern sich diese Stoffe auch im Inneren der Substanz ein, so sprechen wir von Absorption.

Adsorption ist eine spezielle Eigenschaft aller festen Körper, bedingt durch die an der Oberfläche nach außen wirkenden Elektronenwolken, die im Innern der Körper durch Atome, Ionen, Moleküle gleicher Art ausgeglichen werden. Diese Kräfte wirken um so stärker, je größer die Oberfläche ist. Je kleiner die Teilchen, um so größer die Gesamtoberfläche.

Hier ein Beispiel:
1 Würfel von 1 cm Kantenlänge hat eine Oberfläche von 6 cm^2. Teilen wir den Würfel in Würfelchen von 0,1 μm

Kantenlänge, so erhalten wir 10^{15} Würfel mit einer Gesamtoberfläche von 60 m², der Oberfläche eines kleinen Saales.

An der Oberfläche der Heilerdepartikel lagern sich – bedingt durch die Oberflächenenergien – Substanzen an und werden festgehalten, d. h. adsorbiert.
Entsprechend der Struktur der Körper und der elektrischen Ladungsverteilung auf der Oberfläche werden die korrespondierenden Substanzen angelagert; wir sprechen von einer selektiven Adsorption. Darüber hinaus können Oberflächen-Ionen (elektrisch geladene Atome und Moleküle) gegen andere Ionen aus dem umgebenden Medium ausgetauscht werden. Dieser Vorgang ist der Ionenaustausch. Viele noch nicht bestätigte Heilwirkungen der Erde werden auf den Ionenaustausch zurückgeführt. Es wird z.B. angenommen, daß der Ionenaustausch Hypophyse und Nebennierenrinde anregt und damit die Ausschüttung körpereigener Hormone fördert, die wiederum zur Heilung von z. B. Frauenkrankheiten und Rheuma wichtig sind.

Es stellen sich Gleichgewichte ein; z.B. zwischen den H+-Ionen (Wasserstoff-Ionen) in der Magensäure und dem H+-Ioneneinbau in der Oberfläche der Heilerde. Darum kann die Säure des Magensaftes nie vollständig gebunden werden. Bei richtiger Dosierung der Heilerde-Einnahme wird also immer ein physiologisch richtiger Gehalt an Magensäure erhalten bleiben.
Bestimmte Mineralien mit Schichtstruktur, wie der in der Heilerde enthaltene Montmorillonit, lagern Substanzen zwischen den Schichten und binden sie.
Welche Substanzen im einzelnen von der Heilerde adsorbiert bzw. ausgetauscht bzw. eingelagert werden, läßt sich nur im bestimmten Rahmen vorhersagen. Wir sind noch auf weiterführende Experimente angewiesen.
Fest steht, daß die Bestandteile der Heilerde besonders

starke polare Gruppen (Verbindungen mit Verschiebung der elektrischen Ladungen) adsorbieren, austauschen und einlagern.

Heilerde bindet bestimmte krankmachende Stoffwechsel-Gifte und Bakterien im Magen/Darm-Trakt und auch auf der Haut. Bei der Behandlung bleibt die natürliche Darmflora, die unsere Nahrung aufschließt, erhalten. Diese Funktion wird durch das Überhandnehmen von Fäulnisbakterien, die mit tierischem Eiweiß eingeschleppt werden können, empfindlich gestört. Die Heilerde adsorbiert spezifisch deren Gifte und Stoffwechselrückstände.

Äußerlich zeigt sich die sorbierende Wirkung z. B. durch das Neutralisieren von Mundgeruch.

Aber auch dem Körper nützliche Substanzen können absorbiert werden. Das sind z. B. Vitamine, Bausteine der Eiweißkörper, wie Proteine und Aminosäuren. Um deren Nährwert zu erhalten, sollten wir nach dem Essen 1 bis 2 Stunden warten, bevor wir die Heilerde einnehmen, oder wir nehmen sie nüchtern ein und warten 1 bis 2 Stunden bis zum nächsten Essen.

3. Heilerde hilft auch, als Umschlag auf die Haut gebracht, bei der Heilung von Abszessen und Wunden durch die Bindung von Toxinen. Die Silikate der Heilerde regen die Neubildung des Gewebes an.

4. Über die kühlende, wasserentziehende (adstringierende) und ballastschaffende Wirkung im Darmtrakt wird in dem Kapitel ›Heilerde, innerlich verabreicht‹ berichtet.

5. Außer der Heilerde auf Lößbasis gibt es auch andere Sorbientien mit ähnlicher Wirkung, Aktivkohle und Bolus Alba (weißer Ton). Aktivkohle hat zwar ein hohes Adsorptionsvermögen, wirkt aber nicht als Ionenaustauscher und ist ›leer‹ an basischen Mineralien gegenüber der Heilerde.

Zusammenfassung:

Aufgrund der chemischen und mineralogischen Zusammensetzung, der Oberflächenfunktionen und der Sorptionseigenschaften der Heilerde (Löß) können wir uns die Wirkung wie folgt erklären:

Entgiftung durch die Sorption innerlich und äußerlich.

Mineralmangelausgleich durch die Auflösung der entsprechenden Elemente, vor allem im Magen, aber auch auf der Hautoberfläche.

Säure- und Basenausgleich durch die amphotere Wirkung der Erde.

Kühlende, austrocknende und somit adstringierende Wirkung durch Wasserverdunstung an der Oberfläche und ›Aufsaugen‹ von der Hautoberfläche.

Förderung der Darmfunktion durch die Heilerde als Ballaststoff und durch die Massagewirkung der gröberen Partikel auf die Darmwandung.

Wie oft im Naturgeschehen, sind Gesamtwirkungen mehr als die Summe der einzelnen Faktoren. Auch hinsichtlich der Heilerde können wir sagen:

Die Wirkung der Heilerde ist größer als die Summe ihrer Teilaspekte.

Der Abbau der Erden

Steine, Erden und Erz wachsen im Schoß der großen Mutter Erde. In ihren Adern pulsieren flüssige Metalle und Mineralien. Ihre Eingeweide sind Embryonen: versteinerte Frucht.
Aus dieser Vorstellung – sie ist heute noch bei Naturvölkern lebendig – haben sich unzählige Rituale entwickelt. Es galt, der Erde zu opfern, ihre Verletzung zu sühnen, das Nehmen durch Geben auszugleichen und die Zustimmung der Götter zu erhalten.

Afrika
Die Bobe Ule, ein afrikanischer Urstamm, brachten ein Menschenopfer nicht nur, um die Götter zu besänftigen – auch um die Wirksamkeit der Erde zu beeinflussen.

China
Den Mönchen war das Bergen der Erde vorbehalten. Mit heiligem Eifer durchforschten sie die Gebirgslandschaft nach Höhlen, auf der Suche nach reifer Erde. Oft gruben sie an Plätzen, die ihnen im Traum offenbart wurden. Fündig geworden, zündeten sie Lichter an und erhellten das Dunkel der Grotte, und sie zelebrierten den Abbau im Ritual.
Sie gruben. Und wenn sich in der Erdgrube Wasser sammelte und zu einem See schwoll, schwoll auch die Vorstellung der Mönche, daß diese Erde nachwachsen würde.

In der Abgeschiedenheit der T'ai-Berge lebte Wang Lie, Eremit und Mönch. Eines Tages wurde die Stille der Einsiedelei durchbrochen. Ein Beben und Rollen, ein Wirbelsturm, ein Platzregen, einen ganzen Morgen lang. Als wieder Ruhe eingekehrt war, trat der Mönch aus seiner Hütte.

An der Ostseite der Berge klafften vom Talgrund bis zum Himmel dunkle Spalten im Fels. So weit sein Auge reichte, entdeckte er nie zuvor gesehene Steine. Einige waren geborsten. Aus ihnen quoll ein grünschillerndes toniges Mark. Und während Wang Lie den Ton in seinen Händen zu einer Kugel rollte, erstarrte der Ton zu Stein. Verführt durch seinen Duft, kostete der Mönch den Stein. Er schmeckte wie frisch gedämpfter Reis.
Nach der ›Geburt‹ des grünen Lehms, so heißt es, schloß sich der Berg wieder, ohne sichtbare Spuren zu hinterlassen. Der Name ›Reis-Ton‹ ist in vielen chinesischen Berichten zu finden, und es gibt viele Märchen und Fabeln über das heimliche Erdessen der Taoisten.

Lemnos
Geheimnisvoll und widersprüchlich sind die Geschichten um den Abbau der *Lemnischen Erde*. Sie ist zweifellos die berühmteste aller Siegelerden. Mit ihr hat alles begonnen.

Die Lemnische Erde, so erzählen die Mythen, wächst aus dem Schoß des Berges Mosychlos, nachdem sich die Erdgöttin *Gäa* mit dem Feuergott *Hephaistos* vereint hat.

10. Jahrhundert v. Chr.

Philoktet, Held des trojanischen Krieges, wird auf dem Weg nach Troja von einer Schlange gebissen. Die Wunde eitert und verbreitet einen pestartigen Geruch an Bord. Es ist das Schlimmste zu erwarten, und es gibt keine Hilfe. Auf der Insel Lemnos wird der tapfere Krieger an Land gebracht. Er wird geheilt. Mit Lemnischer Erde?

Lange war es Ritual, daß einmal im Jahr, am 6. August, innerhalb einer feierlichen Handlung eine Priesterin der Artemis auf den Mosychlos stieg und dem Berg eine bestimmte Menge Erde entnahm.

Priesterinnen bereiteten in einem Tempel diese Erde auf. Grob gereinigt, wurde die Erde verschiedene Male aufgeschwemmt, bis eine fette klebrige Tonmasse verblieb – wohlriechend und weich wie Wachs. Diese Erde wurde den Kranken verabreicht. Für den Handel bestimmte Erde bekam das Siegel, das für Herkunft und Güte bürgte.
Der Legende nach war nur an diesem 6. August die Erde des heiligen Berges weich, zart und geschmeidig; zu den anderen Zeiten hingegen, außerhalb der Metamorphose, steinhart und aus schierem Fels.

Wann man gräbet / so riechet die Höhle sehr lieblich. Man hält aber nicht alle Erde / die alldar gegraben wird / vor gut / sondern man wehlet bloß selbe / die zwischen zerbrechlichen Felsen verborgen lieget / die da fetter / kleebrichter / und sonder Sand ist.

(Johann Schröder, 1685)

Eine der ältesten Erden, Terra Sigillata, zeigt das Bild des *Philoktet*, später ist es das Abbild der Göttin Artemis. Auch eine Ziege, das Lieblingsbild der Artemis, ist Signum – wie der Skorpion, dessen Gegengift die Lemnische Erde ist.

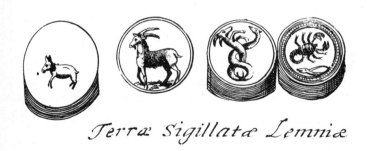

Terræ Sigillatæ Lemniæ

Zur Steigerung der Heilkraft wurde der Terra auch Ziegenblut zugemischt. Sagenumwobene Lemnische Erde. Ihr Raub wurde mit dem Tode bestraft.

Nachdem Lemnos 1456 von den Türken erobert worden war, übernahmen die Okkupanten einen Teil der rituellen Handlungen. Sie setzten den Abbau der hochgeschätzten Erde fort; die unverändert hergestellten Pastillen siegelten sie mit dem Zeichen der Sultans-Petschaft, dem Halbmond und drei Sternen.

Zum Abbau wurde das Wasser eines bestimmten Kanals umgeleitet, überschüssiges Wasser abgeschöpft und der Tonschlamm freigelegt. In verschiedene Qualitäten geordnet, wurde diese Lemnische Erde weiterverarbeitet zu medizinischen Tontäfelchen und zu Tafelgeschirr. Die mit dem türkischen Zeichen versehenen Pastillen und die Gefäße wurden – so wie Orden- und Ehrenzeichen – vom allgewaltigen Sultan an die Mächtigen jener Zeit vergeben. Zum anderen aber hatten sie den Rang teuerster Handelsware.

Es zeigt sich, daß an einer ganzen Reihe von Stellen des griechischen Archipels Erde zu Heilzwecken gewonnen wurde. So beschreiben Plinius und Dioskurides Orte, an denen verschiedene Erden gewonnen wurden.
Die Qualität der Lemnischen Erde behielt über das klassische Altertum hinaus und bis weit ins 19. Jahrhundert ihren guten Ruf aufgrund ihrer Wirksamkeit und wurde in sämtlichen Pharmakopöen aufgeführt.

Schon lange gibt es keinen heiligen *Mosychlos* mehr. Wo sind die Gase, die Dämpfe, die brennenden Zeichen der göttlichen Vermählung? Was blieb, ist ein kreisrundes Loch, sechs Meter im Durchmesser. Tiefe Gänge führen in magere Mergelschichten.
Der Berg und die Sage des Hephaistos, Gott des Feuers und der Künste, sind nicht mehr.

1985

Heute wird das Rohprodukt zur Aufbereitung rein mechanisch-pneumatisch in einem geschlossenen Durchlauf verarbeitet – sterilisiert und getrocknet in einem Horizontal-Röhrenbündeltrockner –, zerkleinert im sogenannten ›Daumenbrecher‹ ... ohne Rituale, ohne versöhnende Opfer.

Heilerde, *Löß*, wird nach einem von Adolf Just entwickelten Prinzip abgebaut. Dazu wird sie zunächst in einem besonderen Raum vorgetrocknet. Die verbleibende Feuchtigkeit wird durch Erwärmung auf 110–120 °C, bei gleichzeitiger Abtötung eventueller Keime, entzogen.
Während dieses Vorgangs zerfällt der Löß, und zur Erhöhung der Wirkkraft (Sorption) wird er immer weiter zerkleinert. Durch abschließendes Sieben werden die unterschiedlichen Heilerdesorten, je nach ihrer Feinheit, geschichtet und getrennt. Heilerde wird im Handel in verschiedenen Feinheitsgraden, jeweils für innere und äußere Anwendung, angeboten.

Im deutschen Arzneibuch ist die ›*Luvos*‹-Heilerde mit den Feinheitsgraden
       0,315 mm – mittelfein
       0,160 mm – fein gepulvert
       0,100 mm – sehr fein
angegeben.

Als Zerkleinerungsgrad gilt die Nummer des Siebes, das für die Substanz durchlässig ist.

Vor dem Abbau – im Urzustand – und bis zur Zerkleinerung ist Löß eine undurchdringliche kompakte Masse.
Gott sei Dank – eine Beeinflussung durch Schadstoffe aus der Umwelt ist somit nahezu ausgeschlossen.

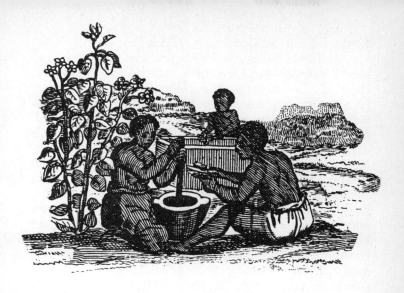

Geophagie

Um dieses Kapitel schreiben zu können, habe ich folgende Literatur gelesen:
- Geophagical Customs, *B. Anell* und *S. Lagercrantz,* Uppsala 1958
- Geophagy, *Berthold Laufer*, Chicago 1930
- Die Geophagie (mit besonderer Berücksichtigung von Südamerika), *Günther Stahl,* Berlin 1932

In der Knappheit der Zitatauswahl habe ich versucht, die Vielfalt der Standpunkte deutlich zu machen. In diesen Standpunkten wird eine Reihe von Widersprüchen deutlich. Die Zitate sind, korrekt nach dem Sinn, in meine Sprache übertragen.

Der Anthropologe *Heusinger* prägte den Begriff Geophagie: Geo = Erde, phagion = essen (griechisch).

Reisen wir mit der Geophagie um den Erdball. Folgen wir den Spuren des Erdessens. Es ist nicht gebunden an Ort und Zeit, Alter, Glauben oder soziale Stellung eines Menschen. Das uns anerzogene Vorurteil gegenüber Erdessen (= Schmutz) mag ausgeräumt sein, wenn wir erfahren, daß die Geophagen ihre Erden sorgfältig aussuch(t)en – nach Farbe, Geschmack und Konsistenz – und mit dem Wissen der Heilkraft.

Auch heute noch werden im Senegal auf den Märkten Erdbrocken (Käone) verkauft. Diese kreidig-festen Stückchen knabbern die Schwangeren.

Dank der Reiseliteratur und Arbeiten von Anthropologen und Ethnologen der letzten Jahrhunderte können wir ein Phänomen erhellen, das uns staunen macht. Die ältesten Zeugnisse stammen aus China, Malaysia, Australien, Polynesien, Sibirien, Persien, Arabien, Afrika und Südamerika. *Alexander von Humboldt* (1769–1859), der wegweisende Naturforscher, macht uns in seinen Reiseberichten als erster mit der Geophagie bekannt. Die Anthropologen Heusinger, Hellwald, Walker und viele andere ergänzen seine Aussagen.

Noch ist das Essen von Erde mit dem distanzierten Blick des 19. Jahrhunderts gesehen: Krankheit, Sucht und Plage.

Erst aus der wachsenden Unvoreingenommenheit und Teilnahme der Anthropologen Laufer, Stahl, Anell und Lagercrantz erfahren wir die Geophagie in neuem Licht:

Erdessen im Zeichen der weiblichen Fruchtbarkeit
Erdessen der Töpferinnen
Erdessen im Ritual als zauberisch-magisches Motiv
Erdessen als kapriziöse Leckerei
Erdessen: Medizin
Erdessen aus Hunger
Erdessen als Sucht
Erdessen zur Selbsttötung

Erdessen im Zeichen der weiblichen Fruchtbarkeit

Frauen, so heißt es, neigen in ›ihren gesegneten Umständen‹ zu den merkwürdigsten Gelüsten.
Die mit der Schwangerschaft auftretende physiologische Veränderung führt zu bestimmten Eßbedürfnissen. Die Ärzte des klassischen Altertums empfahlen einmütig die Einnahme der eisenhaltigen Erde bei Schwangerschaften und Frauenkrankheiten.
Schwangere essen Erde weltweit.

Erdessen vor der Schwangerschaft

Ägypten: Fellachinnen mischen Limonen mit Nilschlamm, auf daß sie so fruchtbar werden wie das Land, welches vom Nil gedüngt wird. Besonders begehrt ist der Lehm, der nach Überschwemmungen zurückbleibt.

In *Nord-Borneo* soll das Erdessen die Fruchtbarkeit der Frau fördern und Fehlgeburten vermeiden.

Erdessen während der Schwangerschaft

Auf *Java* ist Ampo (Erde) die Basis für einen Salat aus unreifen Früchten. Er wird nicht nur gegessen, weil die Leibesfrucht eine besondere Vorliebe für Ampo hat, sondern auch um dem Erbrechen entgegenzuwirken. Dieser fette, gelbe, braune oder weiße Ton wird sorgfältig gereinigt. Danach ist er frei von allen organischen Substanzen. Die Javanerinnen sind überzeugt, daß die gegessene Erde zur Umlagerungsschicht für den Fötus wird, ihn hebt und die Geburt erleichtert. Nur so ist zu verstehen, daß werdende Mütter sogar Tongeschirr zerbröseln und – aufbereitet –

essen, wenn frischer Ton fehlt, um die gleiche Wirkung für ihr Ungeborenes zu garantieren.

Sumatra: Schwangere essen Erde – ›in Hoffnung‹ auf die Stärke und helle Hautfarbe ihrer Kinder.

Malaysia: ›*Diese Erde brauchen sie zwar nicht zur Medizin / sondern zum Käuen von den Lusten / absonderlich das Indianische Frauenzimmer in Amboin, wann es schwanger ist / da sie insgeheim allerhand fremden Appetit und Lusten haben. Man esset sie aber nicht so frisch wie die aus dem Berg oder Wasser kommt / sondern man hängt sie ohngefehr einen Mond in den Rauch / wodurch sie einen rauchigen Geschmack bekommt / (Wangi genannt) so denen Inwohnerinnen angenehm ist / wird deswegen auch also auf dem offentlichen Markt verkauft / und weilen sie im essen noch ganz schmierig fällt /*‹

(Valentini, 1704)

Borneo: Die Frauen schmatzen während und auch nach der Schwangerschaft den fetten weißen Ton. Er ist reich an alkalischen Substanzen.

Afrika: Wenn die ersten Härchen des Fötus den Mutterleib kitzeln, essen werdende Mütter Erde.

Mexiko: Die alten Frauen warnen werdende Mütter vor der Erde. Erdessen soll zu Mißbildungen oder Krankheiten führen. Doch instinktiv essen die gewarnten Frauen ihr ›Tikcatel‹.

Erde zur Unterbrechung der Schwangerschaft

Sumatra: Soll der Fötus vorzeitig abgetrieben werden, wird ein heißer Erdbrei mit Kräutern vermischt und auf den Unterleib dick aufgetragen.

Erdessen zur Einleitung der Geburt

Nach Lasch ist die Erde unverdaulich. Seiner Vermutung nach essen Schwangere Erde, um mit ihrem Auswürgen zugleich die Wehen einzuleiten. Andere Anthropologen berichten vom instinktiven Erdessen werdender Mütter gegen Sodbrennen und als knochenbildendes Kalkpräparat.

Die Frauen um *Damaskus* und auch *Kaukasierinnen* versuchen die Geburt durch Erdessen zu beschleunigen, wenn sich diese verzögert.

Nach der Geburt

Marokko: Bei den Ulâd Bu'ăzîz werden den Neugeborenen einige Tage nach der Geburt Wunden geschnitten. Henna und ›gasul‹ (Erde) werden aufgestrichen. Eine Vorsorge, die eventuelle Gifte herauszieht (Der marokkanische Drogenhändler, Helga Venzlaff, 1977).

Feuerland: Die Ona salben ihre Neugeborenen mit einer Paste aus Ton und Speichel.

Griechenland: Aufgewärmte Lemnische Erde, als Umschlag auf dem Bauch, erleichtert die Geburt und mildert den Schmerz der Wehen. Nach der Geburt stillt die Erde das Blut und desinfiziert.

Und: In *Wologda (Rußland)* streichen Frauen bei Wein- oder Schreikrämpfen Ton unter die Fußsohlen, um ihrer Erregung ›Herr‹ zu werden. (Materia Medica)

Erdessen oder Erdauflagen in der Schwangerschaft. Die Interpretationen sind schillernd:

>Erde gegen Übelkeit.

Oder: Erde führt zu gezielter Übelkeit und leitet die Wehen ein.

Oder: Die Erde nimmt Einfluß auf die Hautfarbe des Kindes, macht es hellhäutig und schön.

Oder: Durch das Erdessen erhält der Fötus weniger Nahrung, bleibt klein, und die Entbindung wird erleichtert.

Trotz der mannigfaltigen Auslegung ist das Erdessen instinktive Medizin. Überall und zu jeder Zeit bekundeten Schwangere durch ihre ›Gelüste‹, wonach ihr Körper verlangte.

Mineralmangel – so einfach ist diese Erklärung – läßt schwangere Frauen die oft greifbar nahe Erde essen. Hier hat das Erdessen sicher seinen Ursprung, und jeder, der die Geophagie wirklich verstehen will, muß sie mit der Fruchtbarkeit im Zusammenhang sehen:
Die Mutter Erde – la terre mère – terra madre ...
›Einen Altar aus Erde sollst du mir machen‹ (aus der jüdischen Mystik).

Erdessen der Töpferinnen

In ›Ansichten über die Natur‹ (1859) schreibt *Alexander von Humboldt* über seine Beobachtungen in Südamerika: ›Die indianischen Weiber, welche am Magdalenenflusse im Dörfchen Banco Töpfe drehen, fahren, wie ich mit Verwunderung beobachtet, während der Arbeit mit großen Portionen Letten (lehmige Erde) nach dem Munde.‹
Frauen sind die Töpfer. Sie graben den Ton, oft aus Flußbetten, waschen ihn, befreien ihn von Wurzeln, Pflanzenteilen und Steinen und sieben ihre Auslese. Dieser feine Ton wird geknetet und zu kleinen Tonkuchen und eßbaren Devotionalien geformt.

Berühmt ist das Geschirr von Patna, aus einem grauzarten Ton mit Gelbstich. Die Erde von Patna ist so fein, daß es heißt: Vasen, die aus diesem Material geschaffen werden, sind so fragil, daß sie durch einen Atemhauch zerfallen können. Wasser, getrunken aus den Tassen aus Patnaton, nimmt den Geschmack und Geruch des Scherbens an. Die Inderinnen sollen ein solches Vergnügen an diesem Geschmack finden, daß sie selbst die hauchzarten Scherben speisen.

In Bengalen, so erzählt ein Lied, werden die Schwangeren mit einem Sohn belohnt, wenn sie von den feinen Scherben eines bestimmten Gefäßes essen. Diese Gefäße sind aus hellem Ockerton, haben einen seltsam rauchigen Duft und werden auf den Märkten von Kalkutta feilgeboten.

Plinius: Die Rituale für die Göttin Kybele wurden nur mit Geschirr aus Samoserde zelebriert, denn die besondere geistige Kraft der Samischen Erde ging ein in Opferschalen und Weihehandlung. Auf Mißbrauch stand die Todesstrafe.

Mexiko: Von guter und von böser Geisteskraft der Erde wissen die Taulipang-Indianer. ›Olozán‹ kann Frauen und Kinder derart betören, daß sie, um dem Geist zu folgen, Erde essen und somit dunklen Kräften anheimfallen.

Bolivien: Die Indianer essen eine weiße Tonerde, ›Pasa‹, aus der Töpfe, Krüge und auch Figuren (Heilige) geformt werden. Dem Ton werden zauberische Eigenschaften zugeschrieben.

Türkei / Kleinasien: Die Jürüken schlucken vor einem Wettlauf Erde. Sie glauben, sie verleiht ihnen Kraft.
Erinnern wir uns an die griechische Antäus-Sage. Herkules hatte den Auftrag, die goldenen Äpfel der Hesperiden zu holen, die vom Riesen Antäus, Sohn der Erdgöttin Gäa, bewacht wurden. Im Kampf um die goldenen Früchte wurde Herkules gewahr, daß die Kraft seines Gegners sich mit jeder Berührung der Erde verdoppelte. So faßte er ihn schließlich um den Leib, stemmte ihn in die Luft und konnte ihn so bezwingen.

Erdessen im Ritual als zauberisch-magisches Motiv

Wie Kräuter, pulverisierte Steine, tierische Bestandteile – magische Substanzen – dem Zauberer, Schamanen oder Medizinmann dienen, Dämonen zu vertreiben, so sind auch Erden Träger eines Zeremoniells.

›*Manger de la terre par respect pour le dieu.*‹
Das Erdessen zur Ehre Gottes.

Mexiko: Wenn die große Mutter Erde mit Sonne oder Mond spielt, sie in ihren Händen wiegt, wird es dunkel auf der Erde. Die Tarascaner, so berichtet Juan Suarez de Cepada 1581, gebärden sich mit lautem Geschrei. Sie fürchten

Sonnen- und Mondfinsternis. Mit dem Erscheinen des Lichtes eilen die Menschen zu geheiligten Plätzen und essen Steine und Tonklumpen wie Nugat und Honigkuchen.
Es heißt weiter, daß dieses Erdbeißen den Eingeborenen eine Medizin zur Stärkung der Zähne ist.
Im Tempel von Tezcatlipoca nehmen die Azteken Erde als sakrale Handlung zu sich. Zehn Tage, bevor sie das Fest zu Ehren des Gottes der Nacht feiern, wird dieses Ritual zelebriert:
Der Priester tritt aus dem Tempel und beugt sich zu den schrillen Klängen einer Tonpfeife in alle Himmelsrichtungen. Wenn alle Menschen versammelt sind, verstummen die Klänge. In Demut und Anbetung kniet der Priester nieder und ißt Erde. Alle folgen seinem Beispiel. Ehrfürchtig, bitterlich weinend, werfen sich die Gläubigen auf den Boden. In Gebeten rufen sie Geister und Winde der Nacht, sie flehen um Schutz und Gehör.

Beim Betreten eines heiligen Ortes berührten Männer, Frauen und Kinder mit den Fingern die Erde und legten sie auf die Zunge: Comer tierra santa.

Niederländisch-Guyana: Nur bei Zeremonien essen die Frauen in Surinam Ton. Wenn sie von Geistern besessen sind, rollen sie weiße heilige Erde (›pemba doti‹) in ihren Händen, um sie dann genußvoll zu schlecken.

Afrika: Um sich während des Schwurs mit der Erde zu verbinden, zeichnen die Vili-Muschikongo mit dem Zeigefinger ein Kreuz auf die Erde. Während der Eid gesprochen wird, legen sie den Finger auf die Zunge.

Marokko: Unverheiratete Mädchen tragen einen mit Erde gefüllten kleinen Beutel um den Hals, um ihren Wunsch nach einem Gatten erfüllt zu bekommen.
Vor der Hochzeit wird das Haar der Braut mit besonderer

Sorgfalt vorbereitet. Es wird mit Erde gewaschen und mit den verschiedensten Substanzen parfümiert.
›Gasul‹ (Erde) wird auch benutzt zur Salbung und zur Totenwäsche (nach Brunot bedeutet ›gsûl‹ – Totenwäsche).

Ägypten: Aus einem vorchristlichen Papyrus geht hervor: Auf die Erde legen bedeutet gebären. Der Erde geben: Das Kind der großen gemeinsamen Lebensmutter weihen. Die Geburt ist ritualisiert. Die Niederkunft geschieht so, daß ein Schoß in dem anderen ruht.
Der Brauch, auf dem Boden zu gebären, ist in Japan, Indien, Deutschland und Dänemark bis ins 18./19. Jahrhundert gepflegt worden.

Bethlehem 1612: Die Höhle, in der die Jungfrau Maria gebar, wird von William Lithgow beschrieben: ›Die Erde der Höhle ist weiß wie Schnee und besitzt die wundersame Kraft, einer Mutter nach ihrer Niederkunft reichhaltig Milch zu geben, wenn sie ein bißchen von der Erde mit Flüssigkeit getrunken hat. Nicht nur Christen, sondern auch die Frauen der Türken, der schwarzen Männer und der Araber kommen von weit her, um von dieser Erde zu nehmen...‹

Persien: Betrügerische Machenschaften von Kaufleuten und Händlern, falsches Auswiegen oder Messen, führen zu folgender Bestrafung: Der Betrüger muß so viel Erde essen, wie er an Warengewicht unterschlagen hat.

Indien: Zur Abwendung des bösen Blicks wird im Kreis Erde um die Person oder den Gegenstand gestreut.
Bei den Badaga tragen die Kinder zum Schutz vor bösen Geistern scheibenförmige Amulette aus Tonerde um den Hals. Oft stammt die Erde vom Scheiterhaufen eines verbrannten Leichnams.
Die Brautnacht wird auf bloßer Erde verbracht. Der Erdkontakt macht die Braut besonders fruchtbar.

China: Bei Übergabe eines Lehens wurde in China häufig ein Erdklumpen übergeben, der mit Kräutern umwickelt war. Es war 653 v. Chr., als ein chinesischer Fürst auf einer Reise durch das Land von einem Bauern Essen erbat. Der Landmann bot dem Adligen einen Klumpen Lehm an. Der Fürst, brüskiert durch dieses Angebot, wollte den Bauern auspeitschen lassen. Doch dieser sagte: »Diese Erde ist ein Geschenk des Himmels, eine Gottesgabe.« Der Fürst legte seine Stirn auf den Erdklumpen, dankte und trug ihn mit sich fort.

Malaysia: Bevor die Kampfersucher aufbrechen, dürfen sie aus magischen Gründen keine andere Speise als Erde zu sich nehmen.

Java: Mit einer Handvoll ausgestreuter Reiskörner wecken die Javaner die Erdgötter zur Einleitung eines Schwurs. Um ihre Unschuld zu beweisen, essen die in Streit geratenen Parteien Erde, denn die Erdgöttin Upsaha wird den Schuldigen mit Krankheit bestrafen.
Auch bei Grundbesitzstreitigkeiten fordern die Javaner das Urteil der Erdgöttin. Die Kontrahenten essen jeweils Erde vom Land des anderen. Im Unrecht ist der, in dessen Körper die Göttin die Erde anschwellen läßt.

Philippinen: ›Sipsipot‹, das ist der erste Tag nach der Eheschließung. Das Brautpaar geht mit den Eltern auf die Felder. Vor ihren Augen sichelt ein Auserwählter am Rande des Feldes Gras. Nachdem die Brautleute die an der Sichel klebende Erde gekostet haben, sind sie gegen Mißernten geschützt.

Polynesien: Eine Legende über die Entstehung des Brotbaumes: Unter der Herrschaft eines bekannten Königs war es Sitte, rote Erde zu essen. Da lebten ein Mann und eine Frau mit ihrem einzigen, sehr geliebten Sohn. Doch ihr Kind war schwächlich und zart. Da sagte eines Tages der Mann zu seinem Weib: »Sieh, ich liebe unseren Sohn so sehr, daß ich für ihn sterben werde, um Nahrung für ihn zu werden, ist er doch unfähig, rote Erde zu essen.« So starb der Mann. Aus seinem Grab wuchs ein wunderschöner Baum, der Brotbaum. Die Mutter hieß ihren Sohn die Früchte aufsammeln, sie dem Familiengott zu opfern und sie zum König zu tragen. Fortan war des Kindes Speise die geröstete Frucht des Brotbaumes.

Skandinavien: Das Neugeborene wird, bevor es irgendeine Nahrung zu sich genommen hat, in die Ackerscholle gelegt, damit sich seine Lebens- und Tatkraft stärke.

Dänemark: Gegen Hexerei: ›Lege ihn in die Erde und pflüge und säe über ihn, nimm ihn dann wieder auf.‹

In Frankreich, Deutschland, England, Skandinavien sowie Java, Afrika, Indien und im Mittelmeerraum hat es die verschiedensten magischen Handlungen gegeben, in denen kranke Kinder ›durch eine Erdscholle gezogen wurden, um ihre Krankheit ›abzustreifen‹‹.

Erdessen als kapriziöse Leckerei

Wundersame Rezepte – Erdmedizin, eine Delikatesse

Nicht nur Kräuter sind Heilmittel und köstliche Verfeinerung für Speisen, auch die zum Verzehr gewählten Erden. Mit ihrer außergewöhnlichen Beschaffenheit und Farbe, butterweich und samten auf der Zunge, entfachen sie die verschiedensten Geschmacksnuancen. Erden waren selbständige Speise, begehrte Beimischung oder Konfekt.

In Bolivien bereiten Indianerinnen eine Creme-Sauce aus Erde. Sie wird zu gesottenen Kartoffeln gelöffelt.
Aus der gleichen Masse, mit Harz verknetet, modellieren die Indianerinnen kleine Tonfiguren. Nach dem Trocknen werden diese auf dem Markt teuer verkauft.

Ähnlich in Java. Miniaturen aus Ton, in der Form tanzender Mädchen und Hunde. Diese Winzigkeiten werden in einer Eisenpfanne geröstet und vor dem Verkauf in schützende Kräuterblätter gehüllt.

Kevepsi und Tumna, die Hopis, würzen ihre Eintöpfe mit Erde. Sie wird mitgekocht oder über das fertige Gericht gestäubt.

Aus der Sicht der weißen ›Beobachter‹ scheinen Frauen ›suchtgefährdeter‹, wenn es um das Erdessen geht. Da heißt es bei den verschiedenen Ethnologen: ›Sie verzichten eher auf Betel als auf ihre tägliche Erdration.‹ Wer nascht nicht gern an Köstlichkeiten und genießt!

In Indonesien gilt die salzsaure Erde als Opiat und wird wie Tabak und Opium genommen, aber nur von Männern.

Ob Genußmittel oder Beigabe – das ist oft schwer einzuordnen. Alexander von Humboldt schreibt in seinem Buch ›Ansichten über die Natur‹ als erster Europäer über das Erdessen:
›Die Erde, welche die Otomaken verzehren, ist ein fetter milder Letten, wahrer Töpferton von gelblich-grauer Farbe, mit etwas Eisenoxyd gefärbt. Sie suchen ihn mit Sorgfalt in eigenen Bänken am Ufer des Orinoko und des Meta. Sie unterscheiden im Geschmack eine Erdart von der anderen, denn aller Letten ist ihnen nicht gleich angenehm. Sie kneten diese Erde zu Kugeln von 4 bis 6 Zoll Durchmesser zusammen und brennen sie äußerlich bei schwachem Feuer, bis die Rinde rötlich wird. Beim Essen wird die Kugel

wieder befeuchtet. Diese Indianer sind größtenteils wilde, pflanzenbauverabscheuende Menschen. Es ist ein Sprichwort unter den entferntesten Nationen am Orinoko, von etwas recht Unreinlichem zu sagen: So schmutzig, daß es der Otomake frißt.‹

An einer anderen Stelle heißt es: ›... sieht man den Otomaken ungeheure Mengen Erde verschlingen. Wir haben in ihren Hütten große Vorräte davon gefunden, pyramidale Haufen, zu welchen die Lettenkugeln zusammengehäuft waren. Ein Indianer verzehrt, wie uns der verständige Mönch Fray Ramon Busno aus Madrid versicherte, an einem Tag ¾ bis 5/4 Pfund. Nach der Aussage der Otomaken selbst ist diese Erde in der Epoche der Regenzeit ihre Hauptnahrung; ja, sie sind nach dem Letten so lüstern, daß sie selbst in der trockenen Jahreszeit, wenn sie genug Fischnahrung haben, doch als Leckerbissen täglich nach der Mahlzeit etwas Erde verzehren.‹

In den Ausführungen von Humboldts stoßen wir auf den Geist des frühen 19. Jahrhunderts mit dem Anspruch kultureller Überlegenheit. Bezeichnungen wie ›Eingeborenen-Porridge‹ oder ›Ersatz-Schokolade‹ sind hilflose Versuche, ein schwer nachzuvollziehendes Phänomen zu umschreiben. Überaus verwundert beobachteten die Eroberer Mexikos die Einheimischen beim ›Fischfang‹: Die Mexikaner fuhren hinaus auf den Tezuco-See und schöpften mit feinmaschigen Netzen eine strahlendblaue Schlickmasse von der Wasseroberfläche. Sie strudelt vom Grund des Sees, einer Quelle gleich, an die Oberfläche. Diese schlierige Erde wurde auf heißem Sand oder über Asche getrocknet, zu hauchdünnen Fladen geschlagen und schließlich gebacken. Knuspriges Brot, würzig wie Käse!

Die Ureinwohner *Brasiliens* haben in ihrer eisenhaltigen Erde eine notwendige Zukost zum Vegetabilen entdeckt. Gemüse und Früchte ›verzehren‹ sich im Körper in Hitze und Feuchte des Klimas nur allzu schnell. Erde zieht zusammen, beugt dem Hungergefühl vor und spendet lebenswichtige Mineralien.

Brasilien: Die Baikiri im Xingu-Quellgebiet backen Ton in der Form eines Pfefferkuchenmannes und verzehren ihn als Leckerbissen.

Peru: Toccra oder Llipta, ›Schokoladetafeln‹ aus Erde. Bei der Zubereitung werden Kräuter und Ascheteile aus verbrannten Maishülsen zugesetzt.

Südamerika: Die Arekuna-Indianer würzen ihren Kautabak mit salpeterhaltiger Erde und formen daraus große Mengen kleiner Kugeln; denn an ihnen darf es nie fehlen.

Mittelamerika: Wenn die Indianer aus den Savannen-Inseln Steine für die Zähnchen ihrer Reibebretter suchen, bringen sie gleichzeitig einen weißen fetten Ton mit, für jung und alt ersehntes Mitbringsel.

Vereinigte Staaten von Amerika: Im Mississippi-Delta ist die Erde dunkelschwarz. Oft wandern die Farbigen und die Ärmsten der Weißen kilometerweit, um eine Handvoll Lehm zu suchen. Dieser hat einen säuerlichen Geschmack und wird zur Stärkung gegessen.

Nordamerika: Auf Herdsteinen rösten die Pawnee-Indianer gelben Ton in kleinen Kugeln und verzehren ihn zu Fischgerichten.

Kalifornien: Rote Erde mischen die Pomo-Indianer als Treibmittel unter ihre Gerichte und die Taté-Indianer als Streckmittel ins Ahornbrot.

Japan: Im Tale von Tsientonai gewannen die Ainu grauen Ton, der, mit Reis und aromatischen Blättern vermischt, verspeist wurde.

China: Das Schi-nao (Meerschaum), das zum Nachtisch verzehrt wird, gilt als eine Art Panazee; es soll das Leben verlängern.
(Panazee = Allheilmittel, Wundermittel – nach Panakeia, griechische Göttin der Heilkunde)
Die Frauen von Lin-gan fu, am Berge des Lo-pao (Yünnan), essen einen Honigkuchen, der aus sanft duftendem Erd-Mehl gebacken wird.

Tibet: Erdbutter, Erd›öl‹, der Ton, schmeckt wie das Nationalgericht Tsamba.

Zentralasien: Ein Gastmahl aus getrockneten Fischstücken, Fischhaut, Beeren und weißem Ton wird Gilyak genannt.

Sibirien: Die Erde der Heimat mit sich zu tragen, ist den sibirischen Stämmen auf Reisen Trost und Schutz. Sie naschen diese Kostbarkeit, die sie in einem kleinen Beutel am Herzen bewahren.

Ost-Sibirien: Die Tungusen laben sich an einem feingeschlämmten hellen Ton. Er sieht wie Sahne aus und wird ›Steinmark‹ genannt. Zum Verzehr wird er mit tierischem Mark oder mit Rentiermilch vermischt.

Laos: In Laos, so heißt es, ist Erdessen genüßliche Leidenschaft, und die Zubereitung wird sorgfältigst überwacht. Der Lehm stammt aus einem Flußbett. Er wird zunächst an der Sonne getrocknet. Zum Formen der Leckerei wird der Ton mit Wasser vermengt, bis er eine weiche Konsistenz hat, um dann als feine dünne Oblaten in der Glut eines Reisigfeuers gebacken zu werden.

Neuguinea: Erdkonfekt ist das Dessert der Papuas. Streng wachen die Einheimischen vom Bituru-Fluß, ob ihre Frauen während der Schwangerschaft ihre Erdmedizin essen. Die ›schmutzige‹ Hautfarbe ihrer Kinder verrät ›vergeßliche Mütter‹.

Aufgefädelt tragen die Männer Tonplättchen um den Hals; knabbern sie mit Hingabe und nennen sie ›Quelle des Glücks‹.

Java: Gebrannter Ton in der Form kleiner viereckiger Brötchen oder zimtartiger Röhrchen wird auf den Märkten feilgeboten.
Nachdem Ampo, der graugrüne fette Ton, sorgfältig gereinigt und über Nacht zum Quellen fortgestellt worden ist, wird er zu Küchlein geformt. Mit einer Salzlake und Kokosöl bestrichen, wird Ampo geröstet verzehrt.

Indien: Die Köstlichkeit, Insekten in einem Erd- und Honigmantel zu genießen, ist allein den Männern der Bergstämme der Travancore vorbehalten. Die Erde vom Nest der weißen Ameise ist Medizin.

Persien: Anders in *Nishapur:* Die süßliche Erde ist reinstes Naschwerk. Folgen wir Ibn al-Baitār (1197–1248), dem arabischen Gelehrten, der nach dem Studium der Schriften des Galenus und Dioskurides die persischen Erden entdeckt und schwärmt: ›Die Erde von Nishapur süßt die Lippen mit Sanftheit – auf der Zunge zergeht sie salzig. Geröstet, steigert sich ihr Honiggeschmack. Wer der Erde Rosenwasser oder Kampfer zusetzt, wird mit köstlich schmeckender Medizin versorgt, sie klärt den Atem und kühlt die Hitze des Magens.‹

Afrika: Die Malinkés, Bafioti und Agni verehren die Erde (Ertemos). Der Ton, eine feine weiche Substanz, wird aus Stollen abgetragen. Die Aschanti glauben, daß der Genuß dieser Erdleckerei Einfluß auf die Fruchtbarkeit hat. Bei den Bobos und den Bambaras ist den Frauen die Erde vorbehalten. Im Kilva-Distrikt lassen kleine Mädchen haselnußgroße Erdbällchen langsam im Munde zergehen, denn sie lieben das Prickeln auf der Zunge.
Eine weiße, butterartige Erde wird in Sierra Leone und in Senegambien den Speisen zugesetzt.

Griechenland: Nicht nur für Töpferwaren, auch zum Backen des berühmten Gerstenbrotes ›Kollyrion‹ wurde Samische Erde verwandt. Mit weißer Erde vermengten mazedonische Bauern ihren Brotteig.

Italien: Ein bierähnliches Volksgetränk enthält weiße Erde oder Kreide. In Sardinien wird Brot aus Eicheln, Mehl und Ton auf den Märkten verkauft.
Die fette Diatomeen-Erde aus Treviso ist beliebtes Naschwerk.

Spanien: Südspanier aßen eisenhaltigen Ton. Der Spanische Pfeffer wird mit Ocker vermengt und fast allen Speisen zugegeben.

Oberitalien und Steiermark: Infusorien-Ton wird wegen seines Wohlgeschmacks zur Delikatesse erhoben.

Deutschland: ›Steinbutter‹ war Brotaufstrich der Arbeiter in den Sandsteingruben des Kyffhäusers; sozusagen ›von der Wand aufs Brot‹.

Lappland, Schweden und die Halbinsel Kola: Kieselglimmer und Erde werden in den Brotteig gemischt.

Auf der Zunge zergehen lassen – Erdrezepte

Die Bewohner von Campania, so berichtet Plinius (23–79 n. Chr.) in seiner Naturalis Historia, waren geradezu abhängig von Zartheit und Glanz ihres Lieblingsgerichtes Alia. Nur mit weißer Kalkerde hatte die Getreidespeise das gewisse Etwas. Zur Freude seines Volkes erwarb Kaiser Augustus für einen jährlichen Zins von 20000 Sesterzen die Rechte zum Abbau des ›weißen Hügels‹ von Neapel – Garant für Süße und Glanz der Alia.

Die mexikanischen Indianer ummanteln Igel oder Stachelschweine mit einer dicken Tonschicht und legen sie nach der Trocknung ins Feuer.
Ist der Braten gar, wird die Schale geknackt. Stachel und Borsten sind im Lehm eingebacken, und das Fleisch fällt hautlos aus der Hülle – eine überzeugende Garmethode bei Stacheltieren.

Zum Ausprobieren:

Die schwarzen ›tausendjährigen‹ Eier der Chinesen ›reifen‹ im Schutze einer Tonhaut.
Zutaten (für 6 Personen):   6 EL Salz, in ½ Liter Wasser gelöst
30 EL Heilerde (nach Bedarf mehr)
10 EL Weizenkleie
6 EL Zitronensaft
24 Eier

Zubereitung:

Heilerde und Weizenkleie in eine große Schüssel geben und mit Salzwasser und Zitronensaft aufgießen. Mit einem

Holzlöffel wird diese Masse zu einem zähen Teig verrührt. Nach 1 bis 2 Stunden sind die Erdpartikelchen aufgeschwemmt.

Die gewaschenen Eier werden mit der Erdpaste umhüllt. Wenn nach dem Austrocknen Risse entstanden sind, werden die Eier erneut in den ›Erdteig‹ getaucht. Die Ummantelung muß das Ei völlig umschließen, damit die wasserentziehende Wirkung erreicht wird.

In einem großen irdenen Topf werden die verhüllten Eier gestapelt und alle drei Tage umgeschichtet. Der Topf wird jeweils wieder dicht verschlossen. Dieses Umordnen wird viermal wiederholt. Zwei Wochen sind vergangen, vier weitere Wochen ruhen die Eier im fest verschlossenen Topf.

Nach 52 Tagen sind die Eier ›gegart‹. Tausend Jahre vergangen? Der Erdmantel fällt ab. Die gepellten Eier überraschen durch eine grünschwarze Farbe und scharfwürzigen Geschmack – eine pikante ›Antiquität‹ für Ihre Gäste. (Im Originalrezept wird Kiefernasche empfohlen. Wir nehmen Löß, Heilerde.)

Die wasserentziehende Wirkung der Heilerde wurde in den zwanziger Jahren von Peyer nachgewiesen: Die Eier verlieren in 10 Tagen 11% ihres Gewichts.

»Wie die Götter zu Menschen wurden«

Die folgende Legende ist dem tibetanischen Kanjur entnommen, nach dessen buddhistischer Anschauung der Mensch sich stufenweise mit seiner Ernährung verschlechtert hat.

Am Anfang war die Ursuppe: Erde von unwirklicher goldener Butterfarbe, Duft und Würze und honigartigem Geschmack. Als die Gotteswesen von ihr kosteten, nahmen sie

menschliche Gestalt an. Ihre Aura erlosch und mit ihr das Licht der Welt.
Aus diesem Dunkel gebaren sich Sonne, Mond und Sterne und mit ihnen Tag, Nacht, Monat und Jahr.
Die Menschen nährten sich von der Erde und erreichten ein hohes Alter. Jene, die sich maßvoll beschieden, wurden schön in ihrer Erscheinung. Doch jene, die zuviel zu sich nahmen, wurden unansehnlich.
Aber die Schönen wurden hochmütig und verachteten die Häßlichen. Diese Ungleichheit führte zu Streitigkeiten; die Erdsuppe verschwand, und an ihre Stelle trat das Erdfett, das fortan als Nahrung diente.
Abermals wurden die Menschen uneins. Da verschwand auch das Erdfett, Pflanzen wuchsen und wurden nun des Menschen Nahrung.

Erdessen: Medizin

Archaische Medizin – was hast du uns zu sagen?

Indien: Ton mit Essig vermischt, wird in einigen Gegenden bei Fieber als lokale Auflage genommen. Bei Herzneurosen und pulsierendem Tumor sind Anwendungen mit einer Tonpaste erfolgreich. Subjektive Begleiterscheinungen bei Asthma und Herzschmerz vermindern sich, und objektive Symptome, wie die Größe und das Pulsieren des Tumors, verringern sich.
Die verschiedenen Tone sind Mineralablagerungen von verwittertem Feldspat. Außer Kaolin gibt es den Roten Bolus oder Ocker (blutstillend), Multani Mati und Gopichandan (zwei verschiedene Arten des Bolus Armenus) und Pfeifenton.

(Materia Medica of the Hindus)

Bei Vergiftungen – besonders durch Schlangenbisse – graben die Inder sich bis zu 24 Stunden in Erde ein.

Persien: ›Und da Adam aus Erde geschaffen wurde, aus Erde Mensch wurde, ist sie den Derwischen wirkungsvollste Medizin.‹

Philippinen: Gegen Durchfall und Cholera werden die Blätter der ›sobosob‹ (Blumea balsamifera) in ein Gefäß mit Wasser gegeben. Darüber wird ein Tonklumpen gehängt und mit Bananenblättern abgedeckt. Nachdem die Blätter ein Weilchen gekocht haben, wird der ›Deckel‹ abgenommen, der Tonklumpen mit dem Wasser zerstoßen und dem Patienten zum Trinken gereicht.

Erde vom Nest der weißen Ameise hingegen, in Wasser gelöst und getrunken, ist wirksames Mittel gegen Verstopfung und Entzündungen.

Java: Erde ist Abführmittel und Vorbeugung und Medizin bei Syphilis und Skorbut.

Sibirien: Von den Bergen Sibiriens kommt ein außergewöhnliches Mineralmehl. Die Einwohner nennen es ›kamine masla‹ oder Steinbutter. Sie sagen: Die Sonne schmilzt die ›kamine masla‹ und läßt sie von den Felsen fließen, damit wir Medizin haben.
Bevor sibirische Eingeborene Erdmedizin bei Magenbeschwerden und Durchfall verabreichen, muß sie zwei bis drei Jahre ›rasten‹.

Aus dem graugelben Ton werden kleine Oblaten geformt, gelocht und aufgereiht. Unter dem Dach der Hütte sind sie dem sibirischen Klima ausgesetzt und werden erst nach der Reifezeit bei Bedarf eingenommen.

Den Sibiriern war bekannt, daß feine weiße Erde eine adstringierende Wirkung hat.

Mittel- und Südamerika: In *Mexiko* gibt es einige Stämme, die ihre heilige Erdmedizin aus dem tonigen Baumaterial ihrer Tempel herausschlagen. Diese geweihte Erde nehmen sie pulverisiert bei Leberkrankheiten ein.
Auch in *Ecuador* gibt es Erdmedizin (Steinmehl), Insekten und Kräuter. Die tonige Substanz ist vulkanischen Ursprungs, gelblich-grau und von strengem Geruch. Die Indianer preisen das exzellente Mittel als ›weiße Süße‹ (sak cab). Es ist ihnen Würze und reinigendes Zahnpulver zugleich.

Thicatlali-Ton kommt schneeweiß aus der Erde. Er ist von kalter, austrocknender und bei Wunden reinigender Natur. Beim Wundsein der Kinder wird er wegen seiner Milde geschätzt. ›Die Substanz erinnert an die Schminke der Patagonier, und die Mexikanerinnen streuen ihn als Puder auf ihre Finger, wenn sie die Baumwolle verspinnen.‹
Ychcatetl wächst in den Felsenhöhlen von Xonotla und ist, in Wasser gelöst, ein Fiebermittel.

Aus Ton modellieren die Priester im Wallfahrtsort Esquipulas in *Guatemala* Heiligenfiguren. Verzehrt mit dem rechten Glauben, heilen und verhüten diese Tonfiguren schwere Krankheiten.

Afrika: Es wird oft behauptet, daß die Hakenwurmkrankheit (Ancylostomiasis) der tropischen Länder allein durch das Essen von Erde übertragen wird. Der gefährliche Parasit dringt jedoch meistens über die Haut in den Körper. Im allgemeinen wird der Lehm vor dem Essen geröstet; damit werden die Larven der Würmer getötet.
Blutarmut, Schwäche und chronisches Darmleiden sind durch Wurmkrankheiten bedingt. Mineralien in der Erde heilen sie.

Afrikaner essen Erde zu Heilzwecken. Nomaden mischen Erde eines neuen Lebensraumes mit Wasser und trinken sie als Vorbeugung gegen die dortigen Krankheiten.

Im *Sudan* ist Erde vom Ufer des Nils teures, aber universelles Mittel bei Syphilis.

Ein Bericht über die Heilung mit Erde bei Syphilis in *Marokko:* Nach einer reinigenden Atemübung muß der Patient seine Krankheit mit der Erde austreiben. Dazu füllt er einen groben Leinensack mit ausgesuchter Erde und legt ihn auf die Schultern. Mit rüttelnden und stampfenden Bewegungen schüttelt der Patient sich so lange, bis die Erde aus dem Sack gesiebt ist und die Krankheit durch sie aufgesogen worden ist. Ein reinigendes Bad im heiligen Wasser des Sidi Mansur in der Kasbah von Marrakesch beschließt dieses heilende Ritual.

Zur Förderung der Verdauung – als Digestiv – werden geräucherte Tonkügelchen gelutscht. Meistens ist die Tonerde kurz durch Feuer sterilisiert. Die Rukuyenne schaben Pulver mit einem scharfen Knochen von vorbereiteten Tonkugeln und essen es vorbeugend nach der Mahlzeit.

Heilsames Magenmittel, aber auch Tausch- und Handelsware, ist der säuerlich schmeckende Ton aus *Neuguinea*. Er ist Medizin für den Metabolismus (Stoffwechsel) und während der Schwangerschaft. Mit der graugelben und weißen Farbe bemalen die Eingeborenen ihre Körper oder färben sich die Zähne.
Völkerstämme, die überwiegend oder saisonbedingt Fisch essen, was zu Durchfällen führen kann, nehmen Erde als Medizin: Die Papua in Neuguinea, die Duala in Kamerun sowie Stämme in Bolivien und Guatemala.

Tibet: ›Erdbutter, Steinbutter‹. Leichtgewichtig und von heller Farbe verändert und verflüssigt sich die Erde beim

Brennen. Wird sie gekocht, entweichen rote Dämpfe. Sie wird weiß und wohlschmeckend. Diese Erde ist Medizin gegen Durchfall, Magenbeschwerden und Wochenbettblutungen.

China: Chinesen mischen die Erde mit Kräutern und speziellen Substanzen. Wir hören von einem taoistischen Mönch mit dem Namen Ch'en Nan, der mit Hilfe von Erdpillen wahre Wunder vollbrachte. Sein Spitzname war ›Mud-Pill Ch'en‹.

Opiumrauchern, bei denen sich bereits Anzeichen einer chronischen Verstopfung zeigen, verabreicht man Erde.

Himalaja: Kinder im Tale von Runjat lutschen grüne Erde gegen Kropf. Andere Stämme verzehren – aus demselben Grund – rötliche Lehmerde.

Erdessen aus Hunger

Erde ist – wie Gras, Wurzeln, Holz, Spreu, Farne, Moose – Nahrungsersatz in Hungersnöten.

Grönland: Der Anthropologe K. Rasmussen berichtet von dem Erdessen der Eskimos. In frühesten Zeiten, ungeübt in der Jagd, hatten sie oft monatelang nur einen einzigen Karibu zur Nahrung. So ernährten sie sich auch von Erde.

Deutschland: 1618–1648, im Dreißigjährigen Krieg, wurde Erde (Steinbutter, Steinmark oder Bergmehl) gegessen. 1698, während der Danziger Hungersnot, aßen die Menschen Berg- oder Steinmehl.

In *Pommern, Polen, Schweden, Finnland* und *Lappland* wurde zu Notzeiten das Mehl mit Erde verlängert.

Schweden: 1832, während der Hungersnot von Degernsfors, wurde Steinmehl mit Weizenschrot zu Brot verbacken.

Afrika: Albert Schweitzer berichtet von den Gounje, die durch eine Hungersnot zu Geophagen wurden.
Die Dualas in *Kamerun* überstehen ohne körperlichen Schaden Hungerzeiten mit Erdessen.

Die Eingeborenen von *Neuguinea* ergänzten ihre spärliche Nahrung durch roten Lehm.

China: Der Missionar Mathieu-Ly schreibt über die Hungersnot 1834 in der Provinz Kiang-Si: ›Die Ernte wurde von der Überschwemmung zunichte gemacht. Drei Jahre lang lebten die Menschen von Baumrinde, andere aßen Erde von weißer, heller Farbe, die sie in einem Berg entdeckten. Diese Erde konnte nur für Silber gekauft werden und war nur wenigen vorbehalten. Das brachte die Menschen dazu, Frauen, Söhne und Töchter, ihre ganze Habe zu verkaufen, um an die Erde zu kommen.‹

1573–1620, in der Wang-Li-Periode der Ming-Dynastie, wurde der Distrikt Tse-yang von einer großen Hungersnot heimgesucht. Plötzlich erschien ein taoistischer Mönch mit Sternkappe, Kalabasse und Schwert; er deutete mit der Hand auf eine Stelle und sagte: »Unter diesem Stück Land liegt Erd-Reis, der euch ernähren wird.« Und er verschwand. Erst fassungslos, dann tatkräftig, begannen die Hungrigen zu graben; und siehe da, sie stießen auf blaustrahlende Erde mit Reisgeschmack.
Viele hungrige Menschen hatten alsbald ein ›riesiges Loch‹ in die Erde gegessen. Ein Jahr darauf, gerade als der Reis ausgeschlagen war, erschien derselbe Mönch, und das Erdloch schloß sich wieder.

Gierig begannen die Menschen erneut zu graben, doch bot sich ihnen nichts als Sand.

›*Der Erdgott aber ist gewitzt und hilft nur in wirklicher Not.*‹

Später wurde Tonerde als Mineralmehl bekannt. Es sättigt nicht nur, es heilt auch. Es ist süß-bitter, von feiner Konsistenz, rot und weiß. Es bindet Wasser im Körper, heilt Gelbsucht und klärt die Augen.

Borneo: Damit es erst gar nicht zum Hunger kommt, fehlt im Reisegepäck nie die rote oder weiße Erde. 1962 beschreibt Sir Spencer seine Bootsexpedition in Borneo, bei der er diese fette, nahrhafte Erde kennenlernte.

Chinesisches Volksmärchen

Drachennahrung

Von Yao Sheng weiß niemand, woher er kam und wohin er ging. Eines Tages führte des Pilgers Weg zur Grotte Chang-Kung. Als Yao Sheng die Grotte mit einer Fackel in der Hand betrat, traf er auf zwei taoistische Mönche, die in das Wei-k'i-Spiel vertieft waren.
Hungrig bat der Wanderer um etwas zu essen. Ungehalten ob der Störung wiesen die Mönche kurzerhand auf einen Klumpen blauschwarzer, fetter Erde. Der Pilger kostete und fand ihn so wohlschmeckend, daß er ausgiebig davon zu sich nahm. Die Taoisten mahnten ihn, fortzugehen und niemandem von dieser außergewöhnlichen Speise zu erzählen. Sheng verbeugte sich. Doch verführt von dem Geschmack des Tons, konnte er nicht widerstehen und nahm heimlich ein Stückchen mit. Da kreuzte Kia-Hu seinen Weg, und er rief ihm zu: »Höhlenlehm ist allein Drachenfutter!«

Aber auch: Erdessen aus Sucht

Es verlangt sie nach Erde. Ohne voneinander zu wissen, essen Menschen Erde – nicht aus Hunger oder zum Zeichen einer Stammeszugehörigkeit: Heimliche Sucht – Droge. Sie führt in die Krankheit: Mit aufgequollenen Bäuchen und verdorrten Gliedern sterben diese Süchtigen einen qualvollen Tod.

Wegen der Gefahr der Hakenwurm-Krankheit strafen Mütter ihre Kinder, wenn sie – besonders in den Tropen – ungeröstete Erde essen.

Die manische Geophagie ist vergleichbar mit unserem Alkoholismus.

Erdessen zur Selbsttötung

Südamerika: Wenn die Tupinamba unheilbar krank sind, sich selber aufgegeben haben und sterben wollen, verschreiben sie sich täglich ein Quantum Erde als einziges Nahrungsmittel.

Westafrika und Indien: Auch hier führt das Erdessen (bis zu sieben Pfund) zum Tod. Es kommt zu einem ähnlichen Krankheitsbild wie bei der Wassersucht; die Gliedmaßen vertrocknen, der Unterleib, Gesicht und Augen blähen auf.

Mittelamerika: ›Erde essen, bis ich davon begraben bin.‹ Nach Amerika verschleppte afrikanische Sklaven verweigerten todessehnsüchtig die Nahrung und aßen Erde. Auf diesem Weg versuchten sie ihre Wiedergeburt im Heimatland zu erlangen.

Um die Sklaven am Selbstmord zu hindern, wurden sie zur Abschreckung unter schlechtesten Bedingungen eingesperrt. Der Anthropologe S. Lagercrantz beschreibt in seiner Studie ›Geophagical Costums‹ die ungeheuerliche Maßnahme der weißen Farmer, ihre Arbeiter durch Helme mit Visier und Schloß am Erdessen zu hindern.

Westindien: Die Ureinwohner, von den Spaniern zu harter Arbeit gedrängt, versuchten verzweifelt zu entfliehen oder sich durch Erdessen in Krankheit zu flüchten, die mit dem Tod endete.
›Hiernach wäre das Erdessen in Amerika ursprünglich eine Art sanften Selbstmordes, erzeugt durch die Herrschaft und Habsucht der das Sanftmut gebietende Christentum damals roh und unmenschlich verbreitenden Eroberer.‹ (1494 Washington Irving: Columbus)

Conclusio

›*Die Geschichte der Geophagie endet, wo offensichtlich wird, daß nur die Zusammenarbeit von Ethnologen, Medizinern und Biochemikern beim Erschließen des Phänomens weiterhelfen kann.*
Daraus ergibt sich eine notwendige Konfrontation mit der unaufhaltsamen Ausbreitung der Pharmaka (Industrie) und ihren Folgen für die Gesundheit des Menschen.‹
(Römer, siehe Quellennachweis)

Und:

Notwendige Konfrontation liegt im Geophagen selbst. Aus seiner Handlung spricht der Mensch im Einklang mit der Natur – gebunden in die Religion der großen Mutter Erde.

Erde ist Ursprungs- und Todesschoß
Medium des Heiligen und Heilenden

Die Wiederbelebung dieses Bewußtseins ist ein unumgänglicher Prozeß, uns neu zwischen Himmel und Erde zu ordnen, das heißt: Sich neu formen und gesund werden. Aus der Vergangenheit für die Gegenwart lernen. Erde – spirituelle Medizin, notwendige Heilgabe für Körper, Seele und Geist.

Die praktische Anwendung der Heilerde und ihre Indikation

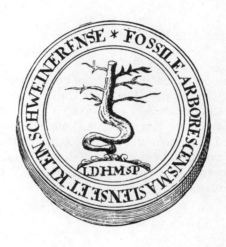

Teil II

Geleitwort

›*Mein Körper ist derjenige Teil der Welt, den meine Gedanken verändern können. Im ganzen übrigen All können meine Hypothesen die Ordnung der Dinge nicht stören.*‹
Immanuel Kant (1724–1804)

Die vergessene Kraft der Erde

Gesundheit ist mein Ziel – hast Du ein anderes?
Wie fühlst Du Dich? – Wie fühlst Du Dich wirklich?
Niemand kann das besser beantworten als Du selbst. Die Botschaften Deines Körpers kannst nur Du entschlüsseln. Horche in Dich hinein und lerne Dich er-kennen. Gesundheit und Krankheit, beides ist die Wahrheit Deines Körpers. Heilung kommt von Dir – und die Heilerde kann Dein Helfer werden.

Erde rede!

Mir geht es nicht um ein romantisches ›Zurück zur Natur‹ und die verzaubernde Erhöhung eines mystischen Heilmittels. Es geht auch nicht um eine Verschärfung im Konflikt ›biologische Medizin‹ oder ›allopathische Medizin‹. Es geht darum, eines der ältesten Heilmittel wieder bekanntzumachen und darzulegen, warum die Erdtherapie über das Medizinische hinaus bedeutungsvoll ist.
Mit dem Fortfallen der ›Hände‹ in der Medizin, durch die zunehmende Mechanisierung, mit dem Verlust des mensch-

lichen Beistandes, müssen wir lernen, uns selber zu behandeln, unser Wissen um Krankheiten und Gesundheit zu erweitern und Vorsorge treffen.
Die Behandlung mit Heilerde ist, wie die Sprossenzucht, eine Möglichkeit, mit der Natur über eine symbolische Handlung zu kommunizieren und dem ›Kosmos im Mikrokosmos‹ zu begegnen.
Da wird ›Handanlegen‹ selbstliebende Hilfe und heilendes Ritual. Indem wir die Initiative ergreifen, können wir uns im Körper neu entdecken. Er wird antworten.

Im Gegensatz zu der Einnahme der ›bunten Pillen‹ steht die Behandlung mit Heilerde. Sie regt die Selbstheilungskräfte an und verdeckt keine Schmerzen, durch die wir doch erst zur Selbstbeobachtung und Einsicht gemahnt werden. Wir wissen es doch selbst: Die meisten Krankheiten sind Zeugnis schlechter Lebens- und Eßgewohnheiten.

Die Wirkung der Heilerde beruht auf dem Zusammenspiel aller in ihr vorhandenen Stoffe und deren regen Aktivitäten untereinander.
Im Gegensatz zum chemischen Heilmittel ist sie ›lebendige und wissende‹ Medizin. Sie wirkt nie blindlings. Das heißt, Heilerde balanciert das Basen- und Säure-Verhältnis im Magen, sie gleicht aus. Bei Wunden sorbiert sie pathogene Keime und Gifte und erneuert gleichzeitig das Gewebe.

Innerlich als Heilerdewasser oder äußerlich als Auflage, überall fließen der natürlichen Aufsaugekraft der Erde – einem Filter gleich – Gifte entgegen, aus Umwelt, Nahrung und Krankheit.

Die Selbstvergiftung durch den Darm ist zum Beispiel Ursache für Migräne, Allergien, Herzkrankheiten. Leiden wie Rheuma, Arthritis, Ablagerungskrankheiten können durch Heilerde und die entsprechende Ernährung geheilt werden.

Daß Erde – wie alle Heilmittel – auch eine psychologische Wirkung hat, zählt heute so gut wie vor tausend Jahren und verweist auf unsere notwendige Mitarbeit und unsere geistige Einstellung, ohne die wir nie gesunden.

Jede Therapie hat ihr Publikum. Wichtig ist, sich mit einer Medizin zu identifizieren, an ihre Wirkung zu glauben und eigenverantwortlich mitzuhelfen.

Ich fühle mich der lebenspendenden Erde tief verbunden. Mir ist sie einleuchtende Medizin – wie Kräuter –, überprüft an Heilprozessen, ohne Nebenwirkungen. Heilerde vertuscht keine Symptome, sie fördert sogar oft eine anfängliche Verschlimmerung. Sie kann Krankheiten aufdecken, die schlummernd zu Körperschwäche und latenter Depression führen.
Hinter unserer Empfindungsunfähigkeit für die Natur, unserer Beziehungslosigkeit zu unserer Umwelt und der Vergötzung der Maschinen sucht unser Unbewußtes die Verbindung mit der Erde.
Der heilende Umschlag, das Erdbad, das Einverleiben der Erdmedizin mag über die wunderbare Heilwirkung hinaus einen Anstoß geben zur bewußten Einfachheit.

›Liebe Deinen Körper; nur mit ihm kannst Du auf dieser Erde kämpfen und Materie in Geist umwandeln.‹

Terra – Bolus – Steinmark – Walkerde – Ocker – Rötel – Mergel – Letten – Kaolin – Löß!

Wo kommt ihr her? Aus geheimnisvollen Tiefen, offenbart durch euch selbst oder durch Suchen und Finden?
Zartes Schillern im transparenten Quell! Graugrün – perlenweiß – korall- und rostfarben – dunkel – schieferschwarz!

Fangen wir an!
Heilerden – Heilwasser

Erden und Wasser führen die Spuren verschiedenster Herkunft und langer Reisen mit sich: Ingredienzien der Heilkraft. In den Namen der berühmten Siegelerden entdecken wir Fund- und Entstehungsort: Terra Sigillata Lemnia – Terra Sigillata Strigoviensis – Terra Armenica. Mit unserer Vorstellung wächst die Neugierde.

Tonerde ist nicht nur Verwitterungsgestein, sie WÄCHST in Klüften, Spalten und Höhlen, drängt aus Erzgängen, Gold- und Silberminen, wie die sagenumwobene LAC LUNAE aus Kalksteinhöhlen – zart, schneeweiß und luftig. Die Struktur der Tonerde konnte anfänglich nicht erkannt werden. Sie galt als amorph. Erst 1923 war es möglich, mit Hilfe der Röntgenstrahlen die kristalline Struktur, z. B. beim Kaolin, zu bestimmen.

Die hier beschriebene Erde ist Löß. Er ist Staub aus dem Diluvium, der über den Erdball geweht und abgelagert wurde – gold-beige-braunes hochfeines Pulver aus Grundmoränen; fruchtbarster fetter Ackerboden.

In China zum Beispiel, in Sibirien, in der Ukraine, aber auch bei uns in der Magdeburger Börde, im Harz und im Taunus haben sich Menschen diese Kräfte zunutze gemacht.

Erden sind nach Struktur und Farbe geologisch und mineralogisch äußerst verschieden. In Frankreich zum Beispiel heilen Dr. André Passebeq, Dr. Yves Donadieu und auch Raymond Dextreit mit verschiedenen Tonen. Ihre Wirkweisen sind aufgrund ihrer Entstehung und ihrer Inhaltsstoffe verschieden. So kommen diese Autoren bei grundsätzlicher Übereinstimmung zu verschiedenen Ergebnissen.

Zurück zum Löß

Er wird heute im Taunus in ca. zehn Meter Tiefe gestochen, wo es keine negativen Umwelteinflüsse gibt. Das ist das Geheimnis des Löß: In seinem gepreßten Urzustand ist er so dicht und undurchdringlich, daß seine Reinheit nicht angetastet wird.
Ausgediente Ton- und Lößgruben werden als Mülldeponien bevorzugt. Hier sind nicht nur ›Löcher‹ zu füllen. Der Vorzug liegt in der Isolierung des Löß gegenüber Giften – er verhindert ihr Eindringen in Boden und Grundwasser.
Da alle deutschen wissenschaftlichen Untersuchungen (siehe Quellennachweis) von Löß ausgehen, ist auch hier allein die Rede von dieser Heilerde. Ihre Wirkung ist überprüft. Unerwähnt bleiben die Schweizer Erde – Anlikerton – und die Vulkanerde. Über sie gibt es kaum wissenschaftliche Literatur.

Danken wir Adolf Just. Seine Erfahrungswissenschaft, seine bahnbrechende Arbeit Anfang unseres Jahrhunderts waren Anstoß zur Verbreitung des Lößes – der Heilerde – und zu eingehenden wissenschaftlichen Untersuchungen.

Wir beschaffen uns Heilerde für die innere und äußere Anwendung

Heilerde (z. B. Luvos) ist in verschiedenen Feinheitsgraden in Apotheken, Drogerien oder Reformhäusern erhältlich:

Heilerde ultra – höchster Feinheitsgrad
 für die *innere Anwendung,* zur Eingewöhnung, vor allem bei akuten Erkrankungen des Magen-Darm-Traktes.
Heilerde 1 – hoher Feinheitsgrad
 allgemein empfohlen für die *innere Anwendung*
Heilerde 2 – normaler Feinheitsgrad
 eignet sich für die *äußere Anwendung*

Verpackungsgrößen

Heilerde ultra – 100 g (Streudose)
 160 g
 380 g
Heilerde 1 – 220 g
 480 g
 950 g
Heilerde 2 – 480 g
 950 g
 4200 g
 50 kg

Die Luvos-Heilerde bietet wegen ihrer verschiedenen Feinheitsgrade viele differenzierte Anwendungen.
Die Oberflächen der Erdpartikelchen unermeßlicher Zahl in einer Größe von nur tausendstel Millimetern summieren sich zu einer Gesamtfläche von eindrucksvoller Ausdeh-

nung: einerseits zur Aufnahme von Giften und Schadstoffen, andererseits zur Abgabe von Mineralien und Spurenelementen.

Die Sorption durch Heilerden gilt für die verschiedensten Gerüche. Trotz dichter Verpackung müssen Heilerden an geruchsneutralem Platz aufbewahrt werden.
Anstelle der geschützten Lagerung gegenüber Gerüchen bietet sich unter Umständen das Gegenteil an – eine absichtliche ›Zweckentfremdung‹: Erde – nicht zur Heilung, sondern zur Sorption von Gerüchen wie im Kühlschrank, Katzenklo u. a. m.

Die Aufbereitung zu Hause

Wer Heilerde für den äußeren Gebrauch (nie bei Wunden) selber in der Natur graben möchte, muß sehr tief graben.

Vorsicht bei Töpferton! Sie wissen nicht, woher er kommt!

Der gestochene Ton wird gereinigt, getrocknet und in Stücke gebröselt. Im Backofen bei 120° C wird er ca. 45 Minuten sterilisiert. Er darf nicht mit Metall in Berührung kommen. Darum geben wir die Tonbrösel, die während des Aufbereitens immer wieder gewendet werden müssen, in eine feuerfeste Porzellanschüssel.
Durch ein feinmaschiges Sieb gestrichen, erhalten wir Tonmehl – geeignet zur bedingten äußeren Anwendung.

Bei Wunden und Geschwüren muß dringend auf einen fachmännisch aufbereiteten und sterilisierten Ton zurückgegriffen werden.

Denken wir an die Aufbereitungen der Alchimisten! Oft waren Erden ausschließlich für den inneren Gebrauch bestimmt und deshalb destilliert. Die Terra Strigoviensis wurde z. B. mit geläutertem Regenwasser besprüht und in einem temperierten Raum mindestens einen Monat vor der Aufbereitung verwahrt. Die ölige Konsistenz dieser Erde hatte sich an der Oberfläche abgesetzt und war, mit sechs Teilen Weingeist vermischt und destilliert, Basis für das einzigartige goldene Striegische Öl. Tropfenweise wurde es als Medizin gegen bösartiges Fieber, Würmer und Pocken verabreicht.

Es geht auch einfach:

Für die erste Hilfe bei starken Schwellungen oder Brüchen ist jedes – vernünftige – Mittel recht. Ich hörte von einem Freund in Afrika: Durch die beherzte schnelle Hilfe eines Einheimischen, der ihn in Lehm packte, wurde er seine Verstauchungen in kürzester Zeit los. Die Behandlung ging rund um die Uhr.

Nach all den mineralischen Erden – eruptiv, sedimentär, metamorph: *Was ist Moor?*

Im Gegensatz zur Heilerde (mineralischer Erde) ist Moor eine vegetabile Erde. Sie wächst aus Pflanzen unter Abschluß von Wasser. Die Pflanzen zersetzen sich langsam, oft über Jahrtausende.
Die Wirkung von Moorerde und von Heilerde ist sehr verschieden, trotz gleicher Anwendung.
Grundsätzlich gilt für Moorerde die klassische Heißanwendung und für Heilerde die Kaltanwendung.
Moorbildende Pflanzen sind: Laichkräuter, Pfeilkräuter, Sauergräser und verschiedene Moose, besonders Sphagnum-Arten, auch Blumenbinsen, Wollgräser und Besenheiden.

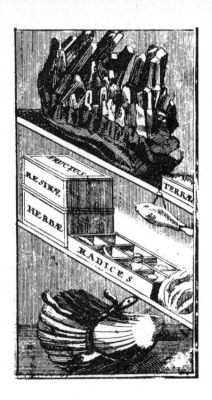

Die Heilerde und ihre Mineralien

Nach den chemischen und physikalisch-mechanischen Untersuchungen von Dr. Vogel und Dr. Kunze (siehe Quellennachweis) werden beachtliche Mengen an Kieselsäure und basischen Mineralien beim Durchgang durch den Magen-Darm-Kanal gelöst.

Zutaten für den Apotheker: Mineralien, Erden, Wurzeln, Kräuter. Aus der Schrift: ›Natur und Mineralienkammer‹ B. Valentini 1704

Mineralien sind lebenswichtig wie Vitamine – doch werden sie noch immer unterschätzt. Sie ermöglichen eine Reihe von Abläufen in unserem Körper. Das Fehlen eines einzigen Minerals kann z. B. das komplizierte Zusammenspiel in unserem Verdauungssystem und Blutkreislauf empfindlich stören.

Mineralien sind für einen stabilen Knochenbau und gesunde Zähne unerläßlich. Sie beeinflussen die Muskelkontraktionen und bestimmte Nervenreaktionen. Ohne Mineralien bleiben Vitamine ohne Wirkung, die Leistungsfähigkeit unseres Körpers, unsere geistige Aufnahmefähigkeit und Konzentration werden reduziert. Durch die Verarmung des Bodens fehlen unseren Lebensmitteln wichtige Bestandteile – auch Mineralien. Leber und Innereien, früher wichtige Lieferanten für Mineralien, sind zu Giftträgern geworden. Und: Damit denaturierte Nahrung überhaupt abgebaut werden kann, braucht unser Körper zusätzliche Mengen Vitamine und Mineralien.

Wer könnte da von sich behaupten, er sei nicht unterversorgt?

Woraus Heilerde besteht

Heilerde (Löß) besteht aus:

45,0 % Quarz
20,0 % Feldspat
10,5 % Kalkspat
 3,5 % Dolomit
10,0 % Glimmer
 8,0 % Montmorillonit

Bei der inneren Einnahme werden nach Bedarf folgende Stoffe herausgelöst:

Mineralien:	*Spurenelemente:*	
Silizium	Borsäure	(0,03%)
Aluminium	Chrom	(0,03%)
Eisen	Zirkonium	(0,02%)
Kalzium	Strontium	(0,01%)
Magnesium	Vanadium	(0,01%)
Natrium	Kupfer	(0,005%)
Kalium	Gallium	(0,005%)
	Gold (nicht darstellbar)	

Der amerikanische Forscher und Ernährungswissenschaftler Dr. Weston A. Price hat die Kost von Eingeborenen mit unseren Eßgewohnheiten verglichen. Die Kost der Eingeborenen enthielt das Zehnfache an Vitaminen und Mineralien.

Silizium:

Kieselsäure, essentielles Spurenelement.
Nach letzten Forschungen ist Silizium für unseren Organismus unentbehrlich. Die Siliziumatome sind die ›Verstrebungen‹ für Bindegewebe oder Blutgefäße. Sie bilden Gerüste und spielen daher bei der Heilung und Vernarbung von Wunden eine wichtige Rolle.
Silizium-Mangel führt zur Erschlaffung des Bindegewebes, beeinträchtigt das Wachstum unserer Haare und Nägel, Parodontose, Karies, Hautjucken und Neigung zu Furunkulose. Die Abwehrkräfte sind geschwächt.
Für ältere Menschen ist Silizium besonders empfehlenswert, um der Erschlaffung des Bindegewebes vorzubeugen. Der Krebsforscher Dr. Dr. Seeger bringt mit Schädigungen des Bindegewebes die Entstehung von Krebs in Verbindung.

Eisen:

Spurenelement.
Dieses essentielle Spurenelement ist in unserem Körper geringer vorhanden, als es gebraucht wird. Wir sind auf eine Zufuhr von außen angewiesen. Eisen ist wichtig zur Produktion von Hämoglobin, dem roten Blutfarbstoff.
Eisenmangel: Appetitlosigkeit, Müdigkeit, Kopfschmerz. Das herabgesetzte Allgemeinbefinden zeigt das Defizit an Eisen an. Äußerliche Zeichen sind Blässe, rauhe Haut, brüchiges Haar.
Besonders Frauen sind gefährdet, da sie durch die Regelblutungen Eisen verlieren.
Kinder, die anstelle von Obst und frischem Gemüse viel Süßigkeiten essen, können an Eisenmangel leiden. Es kommt zu Wachstumsstörungen.
Zur Vitalisierung älterer Menschen ist Eisen ganz besonders wichtig.

Laut Aussagen der Weltgesundheitsorganisation ist Eisenmangel die häufigste Mangelerscheinung auf der Welt.

Kalzium:

Essentielles Mineral.
In Knochen und Zähnen gibt Kalzium dem Skelett Festigkeit und Härte.
Während des Wachstums und der Schwangerschaft ist der Kalziumbedarf erhöht. Da Knochen ständig auf- und abgebaut werden, brauchen wir Kalzium unser Leben lang. Reicht die tägliche Zufuhr nicht aus, greift der Organismus auf die im Knochen lagernden Vorräte zurück.
Kalzium-Mangel:
Ungenügende Festigkeit der Knochen und mangelhafte Zahnbildung bei Kindern.
Spröde Knochen bei älteren Menschen.

Niedriger Kalziumspiegel kann zu Muskelkrämpfen und Depressionen führen und beeinträchtigt die Gerinnungsfähigkeit des Blutes.

Magnesium:

Essentielles Mineral.
Magnesium kommt unter den genannten Mineralien in der geringsten Menge im Körper vor.
Magnesium aktiviert Enzyme, die im Stoffwechsel zur Verarbeitung von Fetten, Proteinen und Kohlenhydraten nötig sind. Es fördert die Widerstandskräfte und ist besonders wichtig während der Schwangerschaft, der Stillzeit oder in der Wachstumsphase.
Magnesium-Mangel führt zu Muskelspasmen, Müdigkeit und Depressionen, ähnlich wie beim Kalziummangel.

Natrium:

Essentielles Mineral.
Natrium bindet Wasser und ordnet das Flüssigkeitsgewicht im Organismus. Natrium garantiert den Ausgleich zwischen Kalzium und Kalium im Herzmuskel. Es ist mitverantwortlich für die Übertragung von Nervenimpulsen.
Natrium-Überschuß: Das mit der Nahrung aufgenommene Natrium reicht aus. Schwerwiegend sind die Folgen von Überschuß, denen wir durch Produkte der fleisch-, käse-, oder nahrungsmittelverarbeitenden Industrie generell ausgesetzt sind. Der im allgemeinen zu hohe Salzgehalt führt dem Körper zuviel Natrium zu. Er reagiert mit Bluthochdruck.

Kalium:

Essentielles Mineral.
Kalium kommt in der Körperflüssigkeit vor. Es ist in weit geringeren Mengen vorhanden als z. B. Kalzium; gleichwohl ist es lebenswichtig. Kalium wird gebraucht für Muskelkontraktion und Nervenfunktion. Es ist essentiell für den Flüssigkeitsausgleich und den Nährstofftransport.
Kalium-Mangel zeigt sich in Muskelschwäche und Schwindel. Auch bestimmte Medikamente, vor allem Abführmittel, sowie Erbrechen und Durchfall können zu vorübergehendem Kaliummangel führen.

Kupfer:

Essentielles Spurenelement.
Zusammen mit Eisen ist Kupfer zur Bildung von Hämoglobin im Blut erforderlich. Für den Stoffwechsel nötige Enzyme enthalten Kupfer.
Kupfer-Mangel: Kupfer hat die meisten Antikörper. Zuwenig Kupfer kann die Abwehrkräfte derart schwächen, daß Allergien, rheumatische Erkrankungen, Infektionen und Krebsbildung begünstigt werden.
Kupfermangel stört Knochenbildung und Eisenverwertung.

Mineralien und Spurenelemente der Heilerde werden nicht nur beim Trinken, sondern auch bei der äußeren Anwendung über die Haut aufgenommen.

Aus dem Schatzkästchen des Heilerdefreunds

Mörser, Stampfer, Reiber – früher wurde die Erde vor ihrem Gebrauch gereinigt, gemahlen und geläutert. Heute kaufen wir das fertige feine Pulver und bereiten es mit Wasser auf.

Wir benötigen:

Behälter

Möglichst aus Porzellan, Steingut, Holz oder aus hochwertigem Plastikmaterial. Glas, so las ich, kann springen, denn Heilerde hat Kräfte.

Spachtel und Holzlöffel

Heilerde verträgt sich NICHT mit Metall – es kommt zur Oxidation. Holzlöffel zum Umrühren und Spachtel zum Aufstreichen der Pasten sind gutes Werkzeug, dazu Holzkelle und Nudelholz.

Tücher

Für Umschläge legen wir Tücher aus Wolle, Molton und Baumwolle bereit. Gaze sollte im Haus sein. Synthetische Materialien sind ungeeignet. Sie atmen nicht und bilden, z. B. beim Umschlag, feuchte Kammern.

Wasser

Wir wissen: Heilerde nimmt pathogene Keime auf und enthärtet das Wasser. Darum nehmen wir für alle äußeren

Anwendungen Leitungswasser, und – um die Heilerde zu trinken – die stillen Wasser, ›Evian‹, ›Vitell‹, für Kräutertees.

Essenzen

Ätherische Öle für die Umschläge: Eukalyptus, Arnika, Thymian, Lavendel, Melisse, Nelke, Rosmarin.

Kräuter für Abkochungen: Heublume, Zinnkraut, Kamille, Salbei, Ackerschachtelhalm, Osterluzei.

Arnikatinktur.

Beige Handtücher

Heilerdespuren verschwinden in der Wäsche, doch ich greife gleich zum erdfarbenen Tuch.

Klistier

Es gibt verschiedene. Lassen Sie sich in der Apotheke oder im Sanitätshaus beraten.

Und

Für die Ganzkörperbepinselung oder Maske: Pinsel aus dem Anstreicherladen.
Für Erdmassagen und Felke-Bad: Bürste mit Naturborsten oder Handschuhe aus verstricktem Sisal zum Abrubbeln der Erdreste und einen Teigschaber zum Abstreifen der Erde.

›Medikamente gegen Krankheiten zu verschreiben, die sich bereits entwickelt haben, ist dem Verhalten von Personen

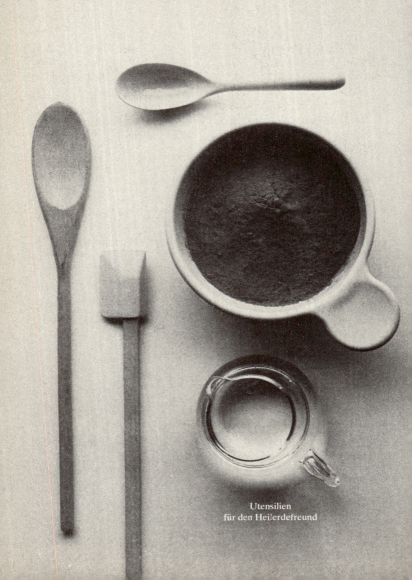

Utensilien für den Heilerdefreund

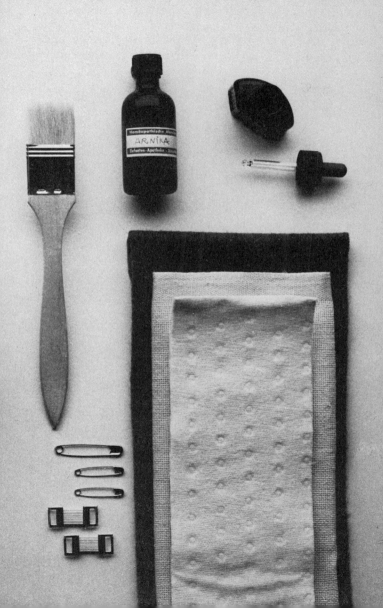

vergleichbar, die lange nachdem sie Durst verspüren, einen Brunnen zu graben beginnen, oder jener, die mit dem Schmieden von Waffen beginnen, nachdem sie bereits in eine Schlacht verwickelt sind. Würden solche Maßnahmen nicht zu spät kommen?‹ (Nei Ching)

Dem Gesunden zur Vorbeugung, dem Kranken zur Heilung

Liebe dich – nur so kannst du auf dieser Erde etwas verändern.

Heilerde, und das liegt im Sinn des Wortes, ist Heilmittel, aber sie ist auch vorbeugend. Ohne die Erde als Allheilmittel hochstilisieren zu wollen, muß gesagt sein:
Es gibt kaum ein Mittel mit einem so umfassenden Indikationsbereich ohne Nebenwirkung.
Wir leben in der Zeit sterbender Bäume, der Dezimierung der Arten in Fauna und Flora, und niemand kann sich noch als gesund bezeichnen. Vorbeugung ist somit notwendig und zugleich Heilung.
Wir beginnen und beschließen den Tag mit je einem Teelöffel Heilerde in Wasser gelöst.
Durch die Aufsaugkraft ist Heilerde unser täglicher Schutz gegen Umweltgifte.

Heilerde ist unbedenkliches Langzeittherapeutikum anhand der angegebenen Dosierungen. – Sie wirkt auch da, wo sie nicht primär angezeigt ist,

und harmonisiert unser Säure-Basen-Verhältnis,
normalisiert die Verdauung,
führt zur Entschlackung,
wirkt in die Tiefe, regt die Organe an und gleicht aus.

Heilerde ist erste Hilfe:

bei Sodbrennen,
bei Völlegefühl,
bei Nikotinvergiftung,
bei Alkoholvergiftung,
bei Lebensmittelvergiftung.

Heilerde ist Vorbeugung:

bindet Toxine und Darmgifte,
gibt uns Mineralien und Spurenelemente,
stabilisiert die Abwehrkräfte und fördert den Stoffwechsel.

›*Wenn die Gesundheit fehlt, kann die Weisheit sich nicht zeigen, die Kunst nicht offenbar werden, die Kraft den Kampf nicht aufnehmen, der Reichtum nicht nützen, der Verstand sich nicht auswirken.*‹
    (Herophilos von Alexandria,
    griechischer Mediziner der hippokratischen Schule,
    3. Jahrhundert v. Chr.)

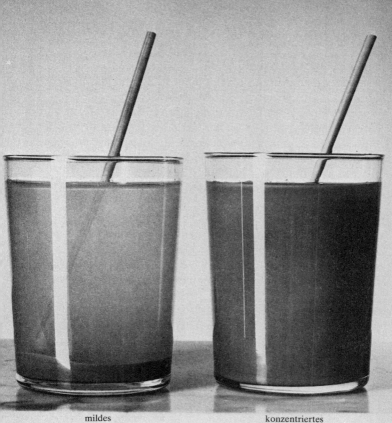

mildes
Heilerdewasser

konzentriertes
Heilerdewasser

Heilerde: Innerlich verabreicht

»Vor allem nicht schaden«, sagt Hippokrates und verschreibt Medizin schlechthin mit größtem Vorbehalt.
Doch welche Medizin ist klüger, sanfter, sensibler und umsichtiger als die Erde?

Erde in den Mund nehmen? Vor uns taucht das Bild der überbesorgten Mutter auf. Sie schlägt ihrem Gör zum neunundneunzigsten Mal auf den Mund. Igitt...

Heilerde ist kein Schmutz!
S i e gehört in unseren Mund, nicht Lolly und Hamburger!
Knirsch – Dreck reinigt den Magen!
Mit dem Unbehagen an Bereichen der Schulmedizin und ihren Nebenwirkungen wächst die Zahl der mündigen Bürger, die in Eigenverantwortung eine natürliche Medizin suchen... und wiederentdecken! Heilerde, ältestes Therapeutikum seit Jahrtausenden, ist bewährte Medizin.
Wer erlebt, wie Heilerde Wunden heilt, wird diese Heilerde auch vertrauensvoll trinken.

Bei inneren Entzündungen sorbiert Heilerde nicht nur Gifte, sondern beschleunigt – durch Aluminumsilikat und Kieselsäure – auch die Heilung. Hier läßt sich die äußere Wirkung der Heilerde unmittelbar auf das Innere übertragen.
Heilerde sorbiert auch Gifte, die aus Nahrungsmitteln und aus der Umwelt aufgenommen werden, und kann darum allergische Reaktionen verhindern, die in zunehmendem Maße zur Krankheit unserer Zeit werden. Sie äußern sich nach Randolph in Dauerschnupfen, Asthma, Durchfall oder Verstopfung, Migräne, Kreislaufstörungen und Anämie. (Siehe Quellennachweis)

Wie wirkt die Heilerde, innerlich verabreicht?

1. *Sorption*

   a) Heilerde entfaltet bei der Einnahme Sorptionskraft, d. h. die Fähigkeit, Stoffe an der Oberfläche anzulagern oder einzuschließen. Auf dem Wege durch Mund, Magen und Darm verhindert sie Bakterien, Gase und Stoffwechselprodukte und verhindert die Eigenvergiftung im Darm. Schon beim gesunden Menschen bilden sich, besonders beim Abbau von Eiweiß, Darmgifte. Bei krankhaften Verhältnissen entstehen sie reichlich, gehen in Blut und Gewebe über. Die Eigenvergiftung durch den Darm (intestinale Autointoxikation) ist Ursache vieler Störungen (siehe Zusammenfassung).

   b) Heilerde bindet Bakterien und pathogene Keime von Infektionen und Entzündungen (Magen und Darm, Hals und Rachen).

   c) Heilerde bindet Gifte, die wir einatmen und die über die Nahrung in unseren Körper gelangen.

2. *Ausgleich von Übersäuerung/Untersäuerung*

   Heilerde sorgt im Magen für den Ausgleich des Basen- und Säure-Verhältnisses. Sie wirkt jedoch immer nur bis zum physiologischen Gleichgewicht und bindet nur überschüssige Säure. Die für die Verdauung notwendige Menge bleibt zur Verfügung. Es kommt also nicht zu einer absoluten Neutralisation wie nach der Einnahme von Antacida (Mittel gegen Übersäuerung), die vorübergehend helfen, letztlich jedoch die Magensäureproduktion anregen.

3. Mineralisierung

Heilerde gibt uns Mineralien und essentielle Spurenelemente. Hauptsächlich Kieselsäure und basische Mineralien werden beim Durchlaufen des Magen-Darm-Kanals gelöst – in homöopathischer Dosierung. Fehlendes wird ›aufgefüllt‹, Abwehrkräfte wachsen, schwere Krankheiten werden verhindert. Mineralien sind lebenswichtig für unseren Körper: u. a. Eisen – Aluminium – Kalzium – Magnesium – Natrium.

4. *Massage – Ballaststoffe*

a) Heilerde hat kleinste Partikel. Die größeren bewirken eine Mikromassage in Magen und Darm. Sie verstärken die Sekretion ohne Reizung. Die Verdauung wird angeregt, Verkrampfungen lösen sich. Chronische Verstopfungen und Erkrankungen der Verdauungsorgane heilen überraschend schnell.

b) Heilerde, mit viel Wasser getrunken, schafft Ballaststoffe. Die aufgeschwemmte Erde vergrößert den Darminhalt und verstärkt die Ausleitung.

5. *Sekundäre Stärkung*

Heilerde regt nach dem Sorbieren der Stoffwechselgifte unsere Organe an. Sie regeneriert und ordnet gestörte Funktionen und gleicht sie aus.

Heilerde ist mehr als ein Hausmittel gegen Magenweh.

Zusammenfassung:

Durch die Einnahme von Heilerde können wir Krankheiten vorbeugen oder sie heilen.

1. *Sorption*

   a) *Die Erkrankungen der Verdauungsorgane*

   Chronische Verstopfung – Blähsucht. Magen- und Darm-Entzündungen akuter, chronischer und infektiöser Art.
   Magenkrämpfe – Magenschleimhautentzündungen – Magengeschwüre – Magen- und Darm-Katarrhe – Dickdarmkatarrhe – Dickdarmgeschwüre. Leberschäden.

   b) *Folgen der Eigenvergiftung*

   Allergien, Ekzeme, Furunkel, Karbunkel.
   Herz- und Kreislaufstörungen.
   Rheuma, Arthritis, Arthrose, Gicht.
   Schlaflosigkeit, Nervosität, Migräne.

   c) *Infektionen des Magen-Darm-Traktes*
   Durchfall, Erbrechen, Ruhr.

   d) *Infektionen im Mund-, Hals-, Nasen-Rachen-Bereich*
   Zahnfleischentzündung, Mundschleimhautentzündung, Mundfäule. Halsschmerzen.
   Schnupfen.
   Rachenkatarrh, Mandelentzündung.

e) *Folgeerkrankungen durch Gifte*

Akute Vergiftungen (Lebensmittel-, Nikotin-, Alkoholvergiftung).
Smog.

2. *Übersäuerung (Hyperazidität)*

Magenschmerzen, Sodbrennen, Aufstoßen.

Untersäuerung (Subazidität)
Magenschmerzen und Mangelkrankheiten wegen unausgewerteter Nahrung.

3. *Mineralisierung*

(siehe Kapitel Mineralien)

4. *Ballaststoffe*

(siehe Punkt 1 – Erkrankungen der Verdauungsorgane)

5. *Sekundäre Stärkung*

Herzkrankheiten.
Kreislaufschwäche.
Gestörte Drüsenfunktionen.

Wir beachten:

Innerlich angewendet wirkt die Heilerde

- sorbierend
- antibakteriell
- desodorierend
- basisch und alkalisch
- mineralisierend
- massierend
- ballaststoffschaffend
- ordnend und ausgleichend

Wie wird Heilerde eingenommen?

1. In Kräutertee oder stillem Tafelwasser gelöst
   a) konzentriertes Heilerdewasser
   b) mildes Heilerdewasser

2. Ein Teelöffel Pulver (Wasser nachtrinken)

3. Im Munde zergehen lassen und einspeicheln (nicht kauen)

Die Dosierung

Erwachsene   2 Teelöffel täglich
Kinder   ½–1 Teelöffel täglich
Jeder suche sein persönliches Maß! Der Kranke entnimmt die Dosierung den Indikationen.

Die Zubereitung

a) *Das konzentrierte Heilerdewasser*

Wir geben 2 Teelöffel Heilerde in ein großes Glas, übergießen sie mit ¼ Liter lauwarmem Wasser und rühren kräftig um, damit sich die Partikelchen gut verteilen. Diese Tagesmenge soll einige Stunden ruhen. Die Tonteilchen nehmen Wasser auf und quellen. Vor dem Trinken wird das Wasser aufgequirlt.

b) *Das milde Heilerdewasser*

Wir geben 2 Teelöffel Heilerde in ein großes Glas, übergießen mit ¼ Liter lauwarmem Wasser und rühren kräftig um, damit die Partikelchen sich gut verteilen. Diese Tagesmenge soll einige Stunden quellen. Vor dem Trinken wird das Wasser NICHT aufgerührt. Mit dem milden Heilerdewasser nehmen wir wasserlösliche Mineralien auf. Der Erdsatz bleibt auf dem Boden des Glases und kann noch einmal aufgegossen werden.

Zur sanften Eingewöhnung bietet sich das milde Heilerdewasser an. Wer zu Darmträgheit neigt, verbinde den Heilerdeaufguß mit der doppelten Menge Flüssigkeit.

Die Heilerdewasser werden langsam schluckweise getrunken. Wer noch nicht auf den Geschmack gekommen ist, trinke mit dem Strohhalm.

Bei Halsentzündungen, Mundfäule, Angina, Diphtherie oder Mundgeruch gurgeln wir mit konzentriertem Heilerdewasser.

Heilerde im akuten Krankheitsfall eingenommen
Wichtig:
Decken wir die Sorptionskraft der Heilerde mit Stoffwechselgiften aus denaturierter Nahrung und übermäßigem Protein ab, blockieren wir ihre Heilkräfte.
Durch Fasten oder Rohkost unterstützen wir zeitweilig unsere Gesundung, und die Heilerde bleibt ›frei‹ für das akute Geschehen.

Heilerde im akuten Vergiftungsfall eingenommen

Konzentriertes Heilerdewasser muß umgehend getrunken werden (eben vor der Resorption der Gifte).
Die Heilerde muß durch reichliches und häufiges Trinken zur Sorption mit den Giftteilen in Berührung gebracht werden.

Für alle Tropen- und Asienreisenden:
Heilerde ist uraltes erprobtes Mittel gegen Dysenterie. In erhöhter Dosis genommen (3 x täglich 1 Teelöffel Heilerde in 1 Glas Wasser gelöst), bindet sie die verschiedensten Erreger.

Vor 350 Jahren: Heilerde im ›Menschenversuch‹

Aus einem überaus anschaulichen historischen Bericht von Thompson (1912) über die Terra Sigillata sei das folgende Beispiel zitiert, das in Form eines Zeugnisses abgelegt wurde:

›Wir, Wolfgangus, Graf von Hohenlohe, Magnat von Langenburg und c., lassen öffentlich bekanntgeben an jedermann mit diesem Zeugnis, daß kürzlich mein wohlgeliebter

Freund, Andreas Bertholdus von Oschatz mich besuchte und mir erklärte, er habe eine hochexzellente Terra Sigillata, welche nicht nur große Kraft gegen allerlei Krankheit besitze, sondern auch zweifellos gegen Gifte wirksam sei. Dies sei bewiesen und von vielen Zeugen bestätigt, was mich neugierig stimmte, dies zu überprüfen.
Zu dieser Zeit war es, daß ein Wendel von Thumblardt bei unserem Statthalter wegen bestimmter Vergehen eingesperrt ward und vor Gericht eingestand, eine große Zahl Diebstähle begangen zu haben. Deshalb sollte er hängen. Noch im Gefängnis sitzend, kommt ihm die Nachricht zu Ohr, daß es solch unübertreffliche Medizin gegen mancherlei Krankheiten gäbe und gegen die tödlichsten Gifte. So bat er denn bei Gottes Gnade unter Achtung seines jämmerlichen Lebens seine Eltern und Freunde, von denen keine geringe Zahl anwesend, daß man ihm das tödlichste aller Gifte geben möge, wobei eine Verhandlung einberufen werden sollte, um den hohen medizinischen Wert der Erde unter Beweis zu stellen.
Um so, nicht nur wegen dieser armseligen Bitte, sondern auch des Gegenstandes halber und dem Nutzen des gesamten Christentums, begnadigten wir den Straffälligen und bewilligten ihm das Leben unter dieser Bedingung. Also waren wir am Tage der Probe versammelt.

In der Gegenwart unserer Adligen und unseres Volkes erhielt der Patient eineinhalb dram Quecksilbersublimat, mit Rosenessenz vermengt, danach erhielt er umgehend ein dram Terra Sigillata, in altem Wein gelöst. Obwohl das Gift, dies bezeugt unser Gelehrter und Arzt Georg Phistor, Doktor der Physik, und John Lutzen, unser Apotheker, seine Wirkung anfänglich nicht zu verfehlen schien und der Patient sich wand und quälte, siegte schließlich doch das Medikament, und der arme Kerl konnte gerettet und wieder völlig hergestellt werden, worauf er seinen Eltern übergeben ward.

Derowegen der erstgenannte Andreas Bertholdus Euch bittet, unseren Brief des Zeugnisses als Gutachten zu nutzen. Wir befürworten diese Veröffentlichung der Wahrheit und Weitergabe halber.‹
Lassen wir die Rosenessenz und den alten Wein als aktive Agenzien außer acht, bleibt uns lediglich die Möglichkeit, die Terra Sigillata als Schutz gegen eine Dosis von 6 g Quecksilberchlorid in Betracht zu ziehen. Quecksilberchlorid führt im Normalfall schon in einer Menge von 2 g oder weniger zum Tode (Sollmann 1948). Die Zusammensetzung eines Stückchens Terra Sigillata legt einen hohen Ionen-Austausch nahe. Quecksilber-Ionen werden aufgesaugt und gegen harmloses Kalzium und Magnesium getauscht. Die Hypothese ist quantitativ zulässig, denn die Quecksilbermenge belief sich auf 44 m.eq. Die Austauschkapazität der Terra Sigillata kann nicht klar aus dieser Angabe hervorgehen, bewegt sich aber wahrscheinlich zwischen 32 und 64 m.eq., je nach Wertigkeit des Silikatkomplexes in der verwendeten Erde.
Ein weiteres Experiment fand nicht statt, aber es gibt Informationen über die Auswirkung konventioneller Ionen-Austausch-Agenzien bei Schwermetallen in vitro und in vivo.

Zubereitung von Heilerdekügelchen

Wer sich allmählich mit dem Erdgeschmack vertraut machen möchte, bereitet einen ›Erdteig‹. Die Erde wird mit Wasser vermischt, bis sie modellierbar ist. Mit feuchten Händen rollen wir kichererbsengroße Kügelchen und lassen sie trocknen. Diese Kügelchen werden mit viel Wasser eingenommen. Heilerdekügelchen aus der Pillendose sind Erste Hilfe bei Völlegefühl – Aufstoßen – Magenbeschwerden.

Allgemeine Hinweise

- Wasser oder Kräutertee werden immer auf die Heilerde gegossen, nicht umgekehrt.
- Morgens auf nüchternen Magen und abends als letztes vor dem Schlafengehen: 1 Glas Heilerdewasser.
- Es ist ratsam, die Heilerde 1 Stunde vor bzw. nach einer Mahlzeit einzunehmen. Es sei denn, wir haben sehr fett gegessen und wollen sofort von der fettsorbierenden Fähigkeit der Erde profitieren.
- Die Wirkung der Heilerde im Magen-Darm-Bereich entwickelt sich nur zusammen mit Wasser.
- Die Einnahme des trockenen Pulvers will geübt sein, ist aber besonders effektiv bei Entzündungen im Rachenbereich.
- Heilerde verfärbt den Stuhl – das ist ganz normal.
- Heilerde kann bisher unbemerkte Parasiten aus dem Darm treiben. Sie werden durch den veränderten pH-Wert der Darmflora entfernt.

›Alles ist Gift – nichts ist Gift. Nur die Dosis macht den Unterschied.‹ *(Paracelsus)*

Gegenanzeigen

Bei Neigung zur Verstopfung soll Heilerde in der doppelten Menge Wasser gelöst werden.

Ich empfehle den Verzicht auf Heilerde:

1. Bei Verstopfungen, die sich auch nach Beginn der Kur trotz höherer Wassermenge nicht lösen.

2. Wenn sich der Stuhlgang etwa drei Tage nach der Einnahme von Heilerde verringert.

3. Bei Neigung zu Darmverschluß.

4. Bei Neigung zu eingeklemmtem Bruch.

5. Bei der gleichzeitigen Einnahme anderer Heilmittel empfiehlt es sich, die Einnahmezeit zu verschieben, z.B. 1 Stunde vor dem Essen und das Medikament 1 Stunde nach dem Essen.

Es ist nicht empfehlenswert, Heilerde gleichzeitig mit allopathischen oder homöopathischen Mitteln einzunehmen. Sie könnte deren Wirkweise aufheben.

Wer etwas tun will, findet einen Weg,
wer nichts tun will, findet eine Entschuldigung.
(Arabisches Sprichwort)

Heilerde äußerlich angewendet

Packungen – Umschläge – Bäder, der wichtigste Teil der Behandlung ist unsere eigene Fürsorge.
›*Love your body – your body is your temple.*‹

Mit feuchtgehaltenen Tüchern als Umschlag oder aufgestrichen als Packung zur Lufttrocknung – das Wechselspiel zwischen Wasser, Erde und Körperwärme kann beginnen!

quellen – trocknen
aufsaugen – ansaugen
abgeben – nehmen
kribbeln – kratzen
schließen – öffnen
frösteln – schwitzen

Die Erde setzt ihre (thermisch-physikalischen) Aktivitäten frei:

Ein Erdbeben auf unserer Haut!
Entspannen wir uns! Geben wir uns den Erdwonnen hin!
Wir legen uns bequem hin – vermeiden helles Licht.
Vor der Anwendung sorgen wir dafür, daß wir nicht gestört werden können.
Während der Ruhezeit lauschen wir in uns hinein.
Wir sind von der Heilkraft der Erde überzeugt –
atmen tief ein, atmen aus.
›*Ich werde gesund . . . ich werde gesund!*‹

Am Anfang der Heilerdebehandlung können sich Krankheitssymptome verschlimmern. Der aufsaugenden Kraft der Heilerde fließen nicht nur Giftstoffe aus dem akuten Geschehen zu, sondern aus dem ganzen Körper. Denn: Heilerde wirkt tief und umfassend. Diese Verschlimmerung ist

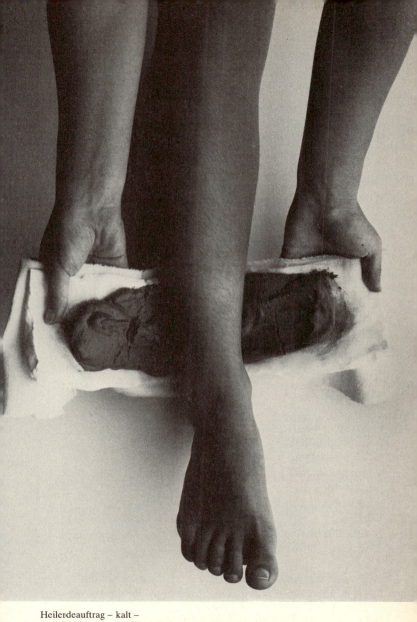

Heilerdeauftrag – kalt –
Zur Abschwellung von Entzündungen und Stauchungen

nichts anderes als die Ausschüttung aller toxischen Stoffe über den akuten Krankheitsherd hinaus. Das gilt für Wunden ebenso wie für Gelenkentzündungen.
Die Heilerde wirkt jeweils nach dem Verhältnis von Wasser zu Erde, der Dicke der Auflage und der Häufigkeit der Anwendungen.
Bei starker Wirkung und einsetzender Heilung wird dem Körper zunächst Energie genommen, und das Krankheitsbild kann sich vorübergehend verschlechtern.
›*Erst nimmt sie – dann gibt sie.*‹
Der einfache Spruch der Felke-Anhänger verdeutlicht das Wesen der Erde. Auf jede Wirkung folgt eine Gegenwirkung. Das ist Gesetz der Natur. Wer diese Reaktion an seinem Körper ablesen lernt, ›erkundet‹ sich ›in der Erde‹ und kann seine Anwendungen individuell ablesen.
Rhythmus und Intensität der Anwendungen messen sich an der Belastbarkeit.

Die Kaltanwendung ist – für uns überwärmte Stubenhocker schockierend – oft notwendige Hilfe.
›*Friert euch gesund!*‹ – *so noch einmal Pastor Felke.*

Äußerlich angewendet wirkt die Heilerde:

- sorbierend
- antiseptisch
- antibakteriell
- austrocknend
- desodorierend
- geweberegenerierend
- kühlend
- schmerzlindernd
- wasserentziehend

- abschwellend
- entspannend
- entsäuernd
- alkalisch
- blutgerinnend
- massierend
- juckreizstillend
- beruhigend
- tiefgreifend

Wer sich zu einer Heilerdekur zu Hause entschließt – sie dauert zur völligen Ausschöpfung und Wirksamkeit drei

Wochen – tut gut daran, vorher zu fasten oder sich mit hohem Rohkostanteil in der täglichen Nahrung zu entschlacken. Damit werden Stoffwechselgifte in Bewegung gebracht und ausgeschieden. Das erleichtert und unterstützt die Kur.

Vielen Kranken ist der Körper zum Feind geworden. Die Heilerdeanwendung erfordert alle Sorgfalt und die Beobachtung des eigenen Körpers mit seinen Reaktionen. So löst sich die Entfremdung zu unserem Körper. Die sich damit verändernde geistige Einstellung unterstützt die Heilung.

Grundsätzliches zur äußeren Behandlung

1. Das Felke-Bad

Das Sitzen in der Heilerde ist die intensivste Behandlung. Das sogenannte Lehmbaden wirkt physiologisch extrem stark auf den Organismus. Das hohe spezifische Gewicht der Heilerde komprimiert das Gewebe. Es kommt zu reflektorischen Veränderungen (siehe Kapitel ›Felke-Bad‹).

2. Die wärmeausleitende Heilerde-Auflage

(Das Bepinseln mit konzentriertem Heilerdewasser oder das Bestreichen mit leichtem Heilerdebrei.)
Dies ist die einzige Anwendung, bei der die Heilerde auf der Haut vollständig trocknet.
Während dieser Behandlung dringen aktive Tonteilchen bis in die feinsten Hautfältchen, ziehen Sekrete, Ausdünstungen und Stoffwechselgifte an. Säuren aus Wunden werden gebunden (jede Entzündung äußert sich durch eine Übersäuerung des kranken Gewebes).
Mit dem Antrocknen der Heilerde kommt es zu einer extremen Flüssigkeitsbewegung von innen nach außen, gleichzeitig zu einem spürbaren Wärmeentzug durch die Verdunstung. Die Heilerde verliert an Volumen. Es entsteht ein Saugen auf der Haut, eitrige Wunden werden gereinigt, Schwellungen klingen ab (z.B. bei akuten Gelenkentzündungen). Dieser Tiefenreinigung folgt eine starke Durchblutung mit anschließender Erwärmung: die Schweißbildung wird angeregt. (Siehe Zusammenfassung)

Mit der gleichmäßigen Verteilung der Heilerde kommt es zu einer balancierten Trocknung. Durchblutungsstörungen können an einer ungleichmäßigen Antrocknung abgelesen werden.

Die wärmeausleitende Heilerde-Auflage sorbiert Toxine aus: tiefliegenden Entzündungen, z. B. Rheuma, Arthritis oder Gewebeentzündungen,
akuten ›oberflächlichen‹ Prozessen, z. B. Furunkeln, Abszessen, Panaritien u. a.

3. Der kalte Heilerde-Umschlag

Die angerührte, kalte Heilerde wird direkt oder mit einem Pflaster auf die Haut gebracht und erwärmt sich durch die Körpertemperatur. Durch das feste, warme Einpacken staut sich die Wärme im Umschlag. Diese Anwendung der kalt aufgelegten und warm eingepackten Heilerde-Paste erzeugt beim Patienten eine anhaltende angenehme Wärme. Die Durchblutung tiefster Schichten ist wichtig für die Heilung. Sie lindert Schmerzen und Entzündungen des Magen-Darm-Bereichs, Venenerkrankungen und arterielle Durchblutungsstörungen. (Siehe Zusammenfassung)

Der kalte Heilerde-Umschlag härtet ab und steigert die Reaktionskräfte. Wer empfindlich ist, wird sich vor der kalten Anwendung aufwärmen: Hand- oder Armbad, wechselwarmes Teilbad, heiße Kompressen und Auflagen mit dem heißen Heublumensack.

4. Der heiße Heilerde-Umschlag

Die angerührte erhitzte Heilerde wird direkt auf die Haut gebracht oder als Pflaster appliziert. Durch die heiße Erd-Paste wird dem Patienten feuchte Wärme zugeführt. Die thermo-physikalische Besonderheit der Heilerde hat hervorragende Wirkung, z. B. bei Gelenk- und Muskelschäden. Überall, wo Verhärtungen und chronische Entzündungen aufgelockert und entspannt werden sollen, hilft die wohltuende Wärmebehandlung. Für ältere Menschen und Patienten mit einem gestörten Wärmehaushalt ist die warme Anwendung über die Wohltat hinaus regenerierend.

Die Wärmeübertragung bis in die tiefsten Schichten des Körpers steht im Gegensatz zur Wärmeerzeugung als Körperreaktion bei kalten Umschlägen. Daraus ergeben sich die jeweiligen Anwendungsgebiete. Die warme Anwendung ist ideale Einführung in die Heilerde-Therapie.

- Wirbelsäulensyndrome
- Spasmen
- chronische Entzündungen
- Oberbauchorgane
- Drüsenverhärtung
- Karbunkel

(Siehe Indikationen)

5. Der kleine Heilerde-Umschlag

Ob kalt (*akute* Entzündung) oder warm (*chronische* Entzündung) – der kleine Umschlag ruft gezielt örtliche Reizungen hervor, wirkt tief und entgiftet.

- Wadenumschlag, z. B. bei Fieber
- Beinumschlag, z. B. bei Entzündungen / offenem Bein
- Halsumschlag, z. B. bei Halsentzündung und Drüsenschwellung
- Fingerumschlag, z. B. bei Nagelbettentzündung

(Siehe Indikationen)

Je kompakter der Erdauftrag, um so höher das spezifische Gewicht der Auflage und um so größer der Druck auf die obere Hautschicht und die Kapillarausläufer: Die kleinen Hautgefäße ziehen sich zusammen.
Es kommt zu einer vorübergehend stärkeren Durchblutung der tiefen Gewebeschichten.

Anwendung z. B.
- zur Anregung innerer Organe und Drüsen
- bei Stauchungen und Prellungen

6. Die Heilerde-Kompresse und das ›Lehmhemd‹

Durch die basische Reaktion auf der Haut wirkt der Heilerdewasser-Umschlag neutralisierend bei Hautentzündungen. Er sorbiert saure Stoffwechselprodukte, wirkt abschwellend und heilt. Eine ideale Anwendungsform für Dermatosen ist das sogenannte ›Lehmhemd‹. (Siehe Zusammenfassung)

7. Das Voll- und das Teilbad mit Heilerdewasser

Bäder mit dem Zusatz von Heilerde sind die mildeste Form einer äußeren Heilerdeanwendung, z. B. bei Dermatosen. Sie wirken beruhigend auf die Haut, entgiften und regen den Stoffwechsel an und verbessern das Allgemeinbefinden.
(Siehe Zusammenfassung)

8. Das ›Lehmtreten‹

Es gibt keine bessere Fußgymnastik für den schuh- und straßengequälten Fuß. Heilerde befreit vom Fußschweiß. Spreiz-, Senk- und Knickfuß können durch die Kräftigung der Muskulatur und verstärkte Durchblutung geheilt werden.
(Siehe Zusammenfassung)

9. Die Massage mit Heilerde-Paste

Für die extreme Durchblutung der Haut sorgt die Massage mit Heilerde-Paste. Sie neutralisiert die Säuren und leitet Stoffwechselgifte ab.
(Siehe Zusammenfassung)

10. Das Einpudern mit Heilerde

Im Gegensatz zum chemischen Antiseptikum verfügt die Heilerde über die nötigen Stoffe (Mineralien und Spurenelemente) für einen Wiederaufbau des Gewebes. Sie ist austrocknend und antibakteriell, ›entsäuert‹ Wunden und desodoriert. Das heißt: schnelle und narbenlose Heilung. In der Heilerde wirken die lebensfördernden Prinzipien der Natur. Chemische Antiseptika hingegen sind ›tote‹ Produkte – sie wirken ›blind‹. Sie zerstören Nützliches und Schädliches.

Mit der besonders feinen Heilerde können auch frische Wunden behandelt werden. Sie granuliert Wundsekrete und stillt die Blutung.
(Siehe Zusammenfassung)

Zusammenfassung der äußeren Behandlung

1. Das Felke-Bad

Für den Gesunden zur Freude, Abhärtung, Stärkung seiner Abwehrkräfte und Vorbeugung.
Bei Erkrankungen von Herz und Kreislauf
vegetativen Funktionsstörungen
bei Erkrankungen des zentralen und peripheren Nervensystems
Wirbelsäulen- und Gelenkerkrankungen
Arthrosen
bei spezifischen Frauenleiden, besonders klimakterisch bedingten
Hauterkrankungen (Dermatosen)
Störungen der Schilddrüsenfunktion

　　　　　　Stoffwechselerkrankungen
　　　　　　Verdauungskrankheiten
　　　zur Rekonvaleszenz

2. Die kalte Heilerde-Auflage

　　　bei Hauterkrankungen (Dermatosen)
　　　　　chronischen Ekzemen
　　　　　Phlegmonen und offenen Entzündungen
　　　　　Wunden
　　　　　Thrombosen
　　　　　akuten Gelenkentzündungen
　　　　　entzündlichen Schwellungen
　　　　　akuten Gichtanfällen
　　　　　Hämatomen

3. Der kalte Heilerde-Umschlag

　　　Bei spezifischen Rheumaerkrankungen
　　　　　(chronischen Gelenkentzündungen)
　　　　　Drüsen- und Gewebeentzündungen
　　　　　akuten Entzündungen des Unter- und Oberbauches
　　　　　sekundär:
　　　　　Leber, Herz, Niere
(W)　bei arteriellen Durchblutungsstörungen
(W)　　　akuten und tiefliegenden Entzündungen, (Venenentzündungen)
　　　　　Quetschungen, Verstauchungen
F　　bei Geschwüren
F　　　　Verbrennungen
　　　　　Schwellungen, Sportverletzungen
　　　　　akuten Schmerzen (Migräne)
　　　　　Fieber
F　　　　Insektenstichen

F: Umschläge werden NICHT abgedeckt
(W): Umschläge werden nur LOCKER mit Leintüchern umwickelt

4. Der heiße Heilerde-Umschlag
zur Einführung

> bei Wirbelsäulensyndromen
> zur Entspannung von Gelenk- und Muskelerkrankungen
> bei Funktionsstörungen,
> Spasmen und chronischen Entzündungen des Magens und des kleinen Beckens
> bei Drüsenverhärtungen, Karbunkeln
> zur Abheilung von eitrigen Prozessen und
> zur Abschwellung
> bei gestörtem Wärmehaushalt älterer Menschen

5. Der kleine Heilerde-Umschlag: Siehe oben

(Siehe Indikationen)

6. Die Heilerde-Kompresse und das ›Lehmhemd‹

> bei Fieber
> entzündlichen Erkrankungen der Haut (Dermatosen)
> Allergien
> Ekzemen
>
> *allgemein:*
> zur Entgiftung
> Ausscheidung
> Ableitung von Stoffwechselgiften

7. Das Voll- und Teilbad mit Heilerdewasser

    bei Hauterkrankungen (Dermatosen)
           Ekzemen
    bei gestörtem Allgemeinbefinden
    zur Förderung des Stoffwechsels

8. Das ›Lehmtreten‹

    bei Senk-, Knick- und Spreizfuß
    bei krankhaftem Fußschweiß

    allgemein:
    zur Verbesserung des Gesamtbefindens
           herz- und kreislaufanregend
           Fuß-Reflexzonen-Massage

9. Die Massage mit Heilerde-Paste

    bei Durchblutungsstörungen
           Hauterkrankungen (Dermatosen)

10. Das Einpudern mit Heilerde

    bei nässenden und frischen Wunden
           entzündeten Mandeln
           entzündetem Zahnfleisch
           geschwürigen Erkrankungen
           krankhaftem Schweiß

Wichtige Ratschläge

Obwohl Heilerde Bakterien hemmt, achten wir auf besondere Hygiene.

*

Wir bürsten unseren Körper vor jeder Anwendung zur Steigerung der Aufnahmefähigkeit der Haut.

*

Nichts übertreiben! Dauer und Rhythmus der Anwendungen variieren und gehen jeweils aus den Indikationen hervor. In der Regel sollten zwischen den Anwendungen Pausen von 2 bis 3 Stunden liegen.

*

Wir decken Umschläge NIE mit wasserundurchlässigen Stoffen ab. Es entstehen feuchte Kammern, das Verdunstungswasser kann nicht abziehen, und die Giftstoffe verbleiben in der aufquellenden Haut.

*

Wir belohnen uns nach allen Anwendungen mit Ruhepausen.

*

Ausnahme: *Das Felke-Bad verlangt von uns Bewegung zur Wiedererwärmung.*

*

Nach den Behandlungen wird die gesunde Haut mit einem leichten natürlichen Öl nachgefettet, besonders bei Trockengefühl.

*

Nach dem Gebrauch hat die Heilerde ihre Wirkung verloren, ist vollgesogen mit Giftstoffen. Weiterer Gebrauch würde deshalb gefährden (siehe Kapitel Flora).

*

Tücher werden nach jeder Anwendung gewaschen.

*

Heilerde hat eine umfassende Wirkkraft: Sie setzt Energien in Bewegung und löst Giftstoffe heraus. Deshalb dürfen wir

Heilerde-Umschläge immer nur bei einer einzigen Indikation und immer nur an einer Stelle anwenden. Die lokale Auflage nimmt Einfluß auf den gesamten Körper, nicht nur auf die behandelte Stelle.

*

Heilerde ›wandert‹ dorthin, wo das Übel – der Krankheitsherd – sitzt. Die innere Anwendung wird davon nicht berührt.

*

Alle kalten Packungen und Umschläge werden – im Gegensatz zum Heusack – niemals unmittelbar nach einer Mahlzeit aufgelegt.

Vorbereitung zur Anwendung

1. *Wie bereite ich eine Heilerde-Paste?*

Wir verteilen Heilerde in einer Porzellanschüssel und füllen Wasser auf, bis die Erde gut bedeckt ist.
Mit dem Aufsaugen von Sauerstoff und Wasser wird die Erde aktiv: Sie gluckert, wirft Blasen, schwemmt auf und quillt. Wir rühren mit dem Holzspachtel sanft um und gießen fehlendes Wasser nach.

Die Paste hat nun die Konsistenz für:

>   Felke-Bad
>   Umschlag
>   und ›Lehmtreten‹.

Für Ganzkörperanstrich, Teilanstriche und Gesichtsmaske wird die Paste entsprechend verdünnt.

2. *Wie erwärme ich Heilerde?*

Heilerde-Paste wird im Wasserbad erhitzt (40°C). Zur gleichmäßigen Wärmeverteilung wird sie mehrmals gut umgerührt. Heilerde soll NICHT direkt mit einer Wärmequelle in Berührung kommen; sie würde an Wirkkraft verlieren.

Äußere Anwendungen – praktisch

1. Das Felke-Bad (siehe Kapitel Felke-Bad)

2. Die kalte Heilerde-Auflage

(Das Bepinseln mit konzentriertem Heilerdewasser oder das Bestreichen mit leichtem Heilerde-Brei)
Im wohltemperierten Raum wird der Patient (z.B. bei der Ganzkörperpackung) in Schichten bis zu ½ cm gleichmäßig mit leichtem, kaltem Heilerde-Brei oder konzentriertem Heilerdewasser bestrichen oder bepinselt.
Nach leichtem Antrocknen der Auflage kann sich der Patient zum Ruhen hinlegen. In etwa 1½ Stunden ist die Heilerde vollständig angetrocknet und zu einer hellbraunen Kruste geworden. Diese Anwendung ist unter anderem für die breitflächige ›offene‹ Dermatose empfohlen. Das Abnehmen der Heilerde geschieht sehr behutsam mit feuchtwarmen Tüchern. Bei dieser Art des ›Abwaschens‹ verbleiben Spuren auf der Haut. Sie sind *die* Nachbehandlung für die kranke Haut. (Siehe Indikationen)

Achtung:

Bei Heilerde-Auflage wird der Patient NICHT mit schützenden, wärmenden oder feuchten Tüchern bedeckt. Einer eventuellen Auskühlung können wir durch vorhergehende Wechselbäder, heiße Kompressen oder eine entsprechende Raumtemperatur vorbeugen.

Das Bepinseln mit Heilerde für die Schönheit:
Eine wahre Häutung! Zur Verschönerung der Haut kann der trockene Lehmmantel mit der Bürste kreisend ›abgeschmirgelt‹ werden.

Der Heilerde-Umschlag – praktisch

Kleiner oder großer Umschlag – alle Anwendungen wollen geübt sein.

Üben wir! Ein Umschlag (Wickel) – und das ist das Wichtigste – muß so angelegt sein, daß an keiner Stelle Luftlöcher entstehen. Die Tücher werden mit Umsicht fest und stramm um den Körper gewickelt. Grundsätzlich besteht ein Umschlag aus drei verschiedenen Tüchern. Die Größen ergeben sich aus den Körperflächen.

Der Rückenumschlag

a) Wir legen eine Wolldecke auf das Bett.
b) Darüber breiten wir ein Leinenlaken.
c) Zuletzt kommt ein Tuch mit Heilerde-Paste (mindestens 2 bis 3 cm dick) in der Fläche des Rückens darüber.

Der Patient legt sich auf die Paste und wird dann, Lage um Lage, stramm eingewickelt.

Der Halsumschlag

a) Wir bestreichen ein Tuch mit Heilerde-Paste (mindestens 2 bis 3 cm dick) und legen es um den Hals.
b) Wir umwickeln dieses Tuch mit einem zweiten, trockenen Zwischentuch.
c) Dieses umwickeln wir dann wiederum mit einem Wolltuch.

Um die Auskühlung des Körpers bei großen, aber auch kleinen Umschlägen – heißen wie kalten – zu verhindern, ist es notwendig, daß wir uns dabei GUT ZUGEDECKT hinlegen. Entspannung ist wichtig – lassen wir Probleme aus dem Kopf.

Ingredienzien für kalte und warme Umschläge

Essig verstärkt die Hautreaktion (Heilerde – Essig, im Verhältnis 3:1)

Kräuterzusätze: Heublume – Zinnkraut – Kamille – Salbei – Ackerschachtelhalm – Osterluzei
(4 Eßlöffel Kräuter auf 1 Liter Wasser, 30 Minuten köcheln und abseihen)
Arnika-Tinktur: Bei Verstauchungen, Zerrungen oder Quetschungen werden unmittelbar vor dem Auflegen des Umschlages einige Tropfen auf die Heilerde-Paste geträufelt.
Ätherische Öle: Eukalyptus – Arnika – Thymian – Lavendel – Melisse – Nelke – Rosmarin

3. Der kalte Heilerde-Umschlag

Kalt aufgelegt, warm zugedeckt (am Beispiel des Rückens). Das Bett wird vorbereitet:
Wolldecke, Laken werden übereinander gelegt. Der Patient legt sich auf den Bauch. Die Heilerde-Paste wird 1 bis 2 cm dick auf den Rücken gestrichen und gleichmäßig verteilt. Mit einem Leinentuch in der Länge des Rückens wird die Heilerde abgedeckt. Laken und Wolldecke werden jeweils fest um den Körper geschlagen.

Heilerdeumschlag
2 bis 3 cm dick, heiß aufgetragen, fest umwickelt, löst Spasmen und lindert Wirbelsyndrome

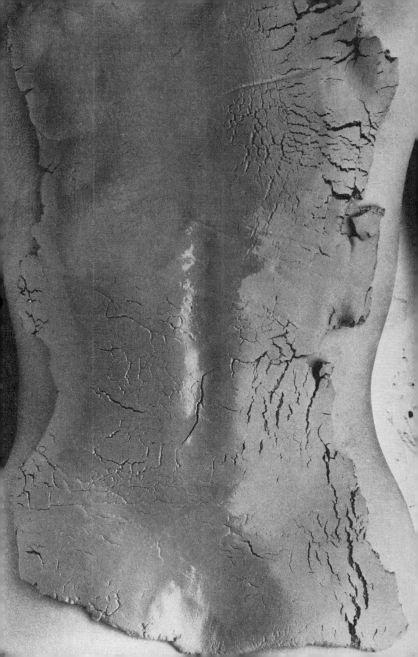

Der *kalte* Heilerde-Umschlag entzieht zunächst Wärme, der Empfindliche kann dieser vorübergehenden Auskühlung mit einer dicken Bettdecke oder Wärmflaschen vorbeugen.

Wir reagieren spürbar bei der Kaltanwendung. Lauschen wir in uns hinein. Nach dem ersten ›frostigen‹ Gefühl umgibt uns heilende Wärme. Innerhalb des Umschlages entsteht ein Wärmestau: Die Haut kribbelt und antwortet mit vermehrtem Schweiß, Zeichen des aktivierten Stoffwechsels, Kreislaufs und der Reizung der Hautdrüsen. Nach ca. 1½ Stunden wird der Umschlag abgenommen. Nachruhen! (Siehe Indikationen)

Umschläge bei Verbrennungen, Geschwüren und Insektenstichen werden NICHT abgedeckt.
Umschläge bei arteriellen Durchblutungsstörungen und Venenentzündungen werden locker mit Laken umwickelt, um einen Wärmestau zu vermeiden.

Bei akuter Entzündung STETS kalte Anwendungen!
Bei chronischer Entzündung STETS warme Anwendungen!

4. Der heiße Heilerde-Umschlag

Für einen Umschlag von 2 bis 3 cm benötigen wir etwa 1500 g Heilerde, z. B. als Pflaster für den Rücken.
Während sich die Heilerde-Paste im Wasserbad auf 40 °C erhitzt, bereiten wir das Bett. Zuunterst kommt eine Woll- oder Moltondecke, darüber ein Laken.
Die Zubereitung des Heilerde-Pflasters:
Auf einem Tisch wird ein Laken etwa in der Größe des Körpers ausgebreitet. Auf die Mitte schöpfen wir mit einer Holzkelle die heiße Heilerde-Paste. Ein zweites Tuch von gleicher Größe wird über die Heilerde ausgebreitet. Mit der flachen Hand oder dem Nudelholz

können wir sie nun von der Mitte aus gleichmäßig verteilen. Wir ziehen das obere Tuch ab, prüfen die Temperatur und bringen das Heilerde-Pflaster mit der Erdseite umgehend auf den Leib. Damit die Heilerde nicht vorzeitig auskühlt, werden die Tücher sogleich ordentlich und fest übereinandergeschlagen. Beim ›schiefgewickelten‹ Patienten entstehen Lufträume zwischen Haut, Erde und Tuch; sie entziehen Wärme und verhindern die gewünschte Reaktion.
Auch beim heißen Umschlag muß der Patient gut eingemummt werden. Nach dem Abkühlen wird die Heilerde im Vergleich zur Körpertemperatur kälter empfunden. Der Umschlag bleibt nicht länger als 45 Minuten auf der Haut. Nachruhen! (Siehe Indikationen)

5. Der kleine Heilerde-Umschlag

Der kleine Umschlag wird als Paste direkt auf die Haut gestrichen oder als Pflaster aufgelegt. Wichtig ist: Auch kleine Anwendungen im Liegen ruhend wirken zu lassen, selbst den kleinen Finger-Umschlag!
Verschiedene Krankheiten werden nacheinander behandelt, NIE gleichzeitig.
Wie auch immer wir vorgehen, Übung macht den Meister, und die Beschreibung klingt mühsamer, als die Ausführung wirklich ist. Der Wickel trocknet nach ca. 30 bis 60 Minuten (je nach Dicke des Auftrags) und wird abgenommen.
Bei Entzündungen wird verbleibende Erde nicht abgewaschen. Es ist sehr wichtig, nach der Behandlung zu ruhen!

6. Die Heilerde-Kompresse oder das ›Lehmhemd‹

Wir rechnen 3 Eßlöffel Heilerde auf 1 Liter Wasser und lassen diese Mischung für mindestens 1 Stunde aufschwemmen.
Für Kompresse oder ›Lehmhemd‹ wird das Tuch entweder in konzentriertes Heilerdewasser oder in einen sehr dünnen Heilerde-Brei getaucht. Nach dem Abtropfen wird das naßfeuchte Tuch aufgelegt, das Hemd angezogen. Der Patient wird wie bei allen anderen Umschlägen in trockene Tücher gewickelt und gut zugedeckt zum Ruhen ins Bett gelegt.
Das ›Lehmhemd‹ ist – auch – Schönheitsmittel für die Haut.

7. Das Voll- und das Teilbad mit Heilerdewasser

Wir geben 1 bis 2 kg Heilerde in die Wanne und lassen das Wasser einlaufen. Das Bad (35 bis 37 °C) dauert – je nach Verträglichkeit – nicht länger als 30 Minuten. Wir baden dreimal in der Woche.

Achtung:
Um einer Rohrverstopfung vorzubeugen, legen wir ein Haarsieb oder leichtes Baumwolltuch über den Abfluß. Das Wasser sickert langsam ab, und die Erde kann nach leichtem Antrocknen herausgenommen werden. Dieser Rest ist therapeutisch wertlos, denn er hat Toxine sorbiert. Er kann jedoch als humusbildender Zusatz für Pflanzenerde verwendet werden.
Das Teilbad (Fußbad, Armbad, Gesichtsbad) wird bei gleicher Temperatur und Dauer angewendet.

8. Das ›Lehmtreten‹

In einem großen Holzbottich wird Heilerde mit Wasser angerührt. Sie quillt 1 bis 2 Stunden und wird durchgewalkt.
Mit dem ›Lehmtreten‹ holen wir uns den Waldboden in die Stadt. Nach der Anwendung wird die Heilerde mit der Hand von den Füßen gestrichen. Die Restteilchen, besonders zwischen den Zehen, trocknen auf der Haut und werden abgebröselt.
Eine intensive Fußmassage: Akupressur – der ganze Körper antwortet. ›Lehmtreten‹ kann zum täglichen Vergnügen werden.

9. Die Massage mit Heilerde-Paste

Heilerde-Paste wird wie Öl auf der Haut bis zur Trocknung einmassiert. Zum Nachruhen wird der Patient gut zugedeckt. Der Körper reagiert mit Schweißausbrüchen: ›Eine reaktive Heilkrise‹.

10. Das Einpudern mit Heilerde

Die Heilerde wird unmittelbar auf die zu behandelnde Stelle gestreut.
(Siehe Indikationen)
Tip: Bei Massagen ist Erdpuder ein exzellenter Gleitersatz für Öle. Zugleich verstärkt er die Wirkung der Massage.

Zusatzanwendung

In den Indikationen sind keine Scheidenspülungen erwähnt. Jedoch: Hartnäckiger Fluor, Entzündungen der Scheide oder allergische Reaktionen auf Badezusätze können mit Heilerde erfolgreich behandelt werden.

Nachwort zu den Behandlungen

›*In jedem Krankheitsversuch steckt ein Heilversuch.*‹
(Prof. Dr. Kötschau)

Es könnte der Eindruck entstehen, eine äußere Heilerdebehandlung sei nur für Müßiggänger.
Dabei *wollen* wir ohne Verzug gesund werden – ja wir *müssen* es. Erkaufen wir uns ›schnelle Resultate‹ durch übliche Mittel, handeln wir uns oft Neben- und Nachwirkungen ein.

Da entstehen Magenschmerzen, Störungen in der Darmflora, Blutbildveränderungen. Sie äußern sich in Abgeschlagenheit und Nervosität. Allergien können entstehen.
Nach der Behandlung mit Erde und entsprechender Heilzeit für die Selbstregulation fühlen wir uns belohnt und stark. Wir haben mitgearbeitet – Fieber überstanden und auch einmal einen Schmerz angenommen. Widerstandskräfte sind gewachsen, das Immunsystem ist gestärkt. Der klassische Rückfall oder das Verschleppen, wie es häufig bei grippalen Infekten vorkommt, ist so gut wie ausgeschlossen.

Die Erdmedizin bedarf unserer Mitarbeit. Verwöhnen wir uns also mit Zeit!

Gut Ding mag Weile haben.

Die Felke-Therapie

Inspiriert von *Adolf Just*, vervollständigte Pastor *Felke* die Lehmanwendungen zu einer Ganzheitstherapie, der Felke-Kur.
In Sobernheim, im lieblichen Nahetal, umgeben von Weinbergen, Wald und Wiesen, fand er seine endgültige Wirkungsstätte, nachdem er in Repelen (Niederrhein) geheilt hatte.
Mit der Hilfe eines genesenen Patienten eröffnete er das Kurhaus Dhonau, welches die Felke-Therapie begründet. (Siehe Anhang)

Felke war eine mitreißende Persönlichkeit, ein Heiler. Er hatte seherische Fähigkeiten und erfaßte Krankheiten durch das gesamte Erscheinungsbild seiner Patienten. Darüber hinaus las Felke Krankheiten an den Augen ab und verfolgte anschließend das Anschlagen seiner Therapie.
›*Um den Folgen fortgesetzten Vergehens gegen die Natur*‹ *entgegenzutreten, spielten sich die Felke-Behandlungen im Freien ab.*
Luft, Licht, Sonne und Erde sind Heilmittel – sie regen die Hauttätigkeit an und wirken nach innen.
Im ›Auslüften‹ ohne Kleider scheidet der Körper Gifte aus, erfrischt Geist und Seele in der freien Natur.
»*Hättest du mehr auf der Erde gelegen, brauchtest du nicht so früh in der Erde zu liegen*«, sagte Felke.

Seine Patienten lebten im ›Jungborn‹, in aus Holz gebauten Lufthütten, schliefen auf Strohmatten, der Erde so nahe wie möglich.
Felke heilte aus Berufung. Seine Diät lehnt er an Bircher-Benner an. Die Früchte stammen aus eigenem Garten, dem Kurhaus ist ein Bauernhof angeschlossen.
Aus den natürlichen Reizen der Felke-Therapie, verbunden

mit einer vollendet frischen Ernährung, ordnen sich die Körperkräfte.

›*Die wahre Heilmethode muß einfach und einheitlich sein wie die Natur selber.*‹

(Felke)

1985
Wir begegnen Felke. Er präsentiert sich als Holzplastik im Garten des Kurhauses Dhonau.
Liebevoll restauriert sind die alten Gebäude, einstige Gemeinschafts- und Eßräume der alten Felke-Gemeinde und heute ein intimes Kurhaus mit einer leicht modifizierten Felke-Kur – leider ohne die Lufthäuschen, aber mit Luft – Licht – Sonne – Erde, und tatkräftigen Menschen, die das Erbe Felkes engagiert weitertragen.

Prospekte über die verschiedenen Plätze, an denen nach Felke therapiert wird, verschickt das Kur- und Verkehrsamt, 6553 Sobernheim, Fernruf 06751/2462.

Ein Felke-Tag

1. 7 Uhr: Sitzreibebad (siehe ›Äußere Anwendung‹)
2. Gymnastik und Tautreten – Atemübung – Singen
3. Kräutertee im Freien
4. 8 Uhr: Frühstück
5. Lehmanwendungen – Massagen – das Lehmbad draußen

6. 12 Uhr: Mittagessen
7. Mittagsruhe, mit heißem Heusack auf dem Bauch
8. Lehmbaden im Freien
9. Spaziergänge

10. 18 Uhr: Abendessen
11. Spaziergänge – Vorträge – Gespräche
12. 22 Uhr: Nachtruhe

Sich der Erdanziehung hingeben, der weltweiten Erdfeindschaft entsagen. Unvorstellbar?
Ich habe diese Erfahrung in Sobernheim gemacht – erst neugierig, mein Handwerksmaterial Ton mit dem ganzen Körper zu spüren, um später den Gesundheitswert der Erde und der Felke-Kur zu erkennen.
Ja, ich schreibe dieses Buch, um dieses umfassende Erleben weiterzutragen.

Die Felke-Therapie ist längst wissenschaftlich überprüft, die Wirkweise der verschiedenen Anwendungen in systematischen Untersuchungen belegt (siehe Quellennachweis).

Auch der im Nahetal gestochene Ton ist analysiert. Er hat eine andere, aber nur unwesentlich andere Zusammensetzung als Luvos-Heilerde. Das Hauptgewicht bei der Anwendung des Lehmbades beruht auf dem chemisch-physikalischen Verhalten des Lehms.

Die Wirkung des Lehmbades

Das Halbsitzbad im Freien hat einen großen Heilreiz und dauert bis zu 45 Minuten. Wir beginnen mit einer 10-Minuten-Anwendung und steigen ins Bad, wenn wir gut durchgewärmt sind.
Durch das Gewicht des Heilschlamms kommt es zu einem enormen Druck auf unseren Unterkörper. Die Organe reagieren entsprechend – die Blutzirkulation wird vermehrt: Kreislauf, Stoffwechsel und Atmung werden angeregt. Die peripheren Venensysteme entleeren sich – Leber und Milz,

die Organe mit Blutdepots, werden schneller durchflossen. In den Schriften (siehe Quellennachweis) über die Arbeitsgemeinschaft für die Felke-Therapie wird zum Beispiel ausführlich über die Wirkung der Lehmbäder auf die Schilddrüsenfunktionen geschrieben.
Das Felke-Bad bewirkt vielschichtige Reaktionen in unserem Körper. Sie beruhen auf dem Austausch der Ionen, der Erdelektrizität und Radioaktivität. Das Fazit: Es wird eine Unzahl von Heilungen durch das Felke-Bad hervorgerufen.

Wunderbare Erde – wer sich in dich versenkt, wird dich erfahren.

Das Erleben ist für mich erkenntnisreicher als alles Wissen um chemisch-physikalische Vorgänge.
Heilung war immer an Rituale gebunden. Das Felke-Bad i s t ein Ritual.

> ›*Die Dunkelheit, aus der ich stamme,*
> *ich liebe dich mehr als die Flamme,*
> *welche die Welt begrenzt,*
> *indem sie glänzt*
> *für irgendeinen Kreis,*
> *aus dem heraus kein Wesen von ihr weiß.*
> *Aber die Dunkelheit hält alles an sich:*
> *Gestalten und Flammen, Tiere und mich,*
> *wie sie's errafft,*
> *Menschen und Mächte –*
> *und es kann sein: Eine große Kraft*
> *rührt sich in meiner Nachbarschaft.*
> *Ich glaube an Nächte.*‹
> (Rainer Maria Rilke, 1899)

Das Felke-Bad zu Hause

Haben Sie einen Garten, einen guten Arzt, der mit Naturheilverfahren vertraut ist und Sie während einer Kur betreut?
Ja – dann Mut! Halten Sie es aus, wenn die Nachbarn hinter dem Zaun kichern! Baden Sie sich in diesem Sommer kerngesund.

Das Lehmbad hat vorbeugend-heilende Wirkung bei:

– Herz- und Kreislaufbeschwerden
– Vegetativen Funktionsstörungen (Erschöpfung, Schlafstörung)
– Störungen im Bewegungsapparat
– Nachbehandlung bei Knochenbrüchen
– Arthrosen und Rheumaerkrankungen
– Stoffwechselerkrankungen
– Hauterkrankungen
– Allergien
– Klimakterischen Beschwerden und Zyklusanomalien
– Drüsenerkrankungen

Allgemein:
– Abhärtung
– Steigerung der körperlichen Abwehrkräfte
– Alterserscheinungen
– Unfruchtbarkeit
– Rekonvaleszenz

Wenden Sie das Felke-Bad unter gar keinen Umständen bei akuten, infektiösen und schweren nervlichen Erkrankungen an.

Was ist zu tun?
Wir suchen im Garten einen windgeschützten Sonnenplatz

und planen den Bau einer Felke-Wanne im Boden.
Wir messen aus: 120 cm Länge, 60 cm Breite, 40 cm Tiefe.
Wir stechen dieses Rechteck aus.

Die Original Felke-Wanne ist die im Boden ausgehobene ›Badegrube‹. Sie wird nur mit einem Holzrahmen ausgekleidet, um größtmögliche Nähe zur Erde zu wahren.

Wir bauen ein Ziegelsteinbad

Die Maße sind dieselben. Wir rühren aus Lehm und Wasser einen Mörtel und mauern in die Länge, Breite und Tiefe. Nach einigen Tagen ist der Mörtel getrocknet und wasserdicht. Wir füllen Heilerde in das Becken und gießen nach und nach Wasser hinzu.
Wasser und Erde verbinden sich auch ohne unser Dazutun. Nach einem Ruhetag (Quelltag) kneten wir die Erde durch. Sie ist geschmeidig wie Kuchenteig.

Vor der Kur

Wir reinigen uns durch Saftfasten oder eine weiterführende, strenge Rohkost. Wenn die Kur nicht der Prophylaxe dient, sprechen wir mit einem Arzt, der sich mit Heilerde auskennt, und machen Termine für Zwischenuntersuchungen und Kontrolle.
Auch hier:
Wir bereiten uns auf die tiefgreifende Beeinflussung unseres Organismus durch die Heilerde vor. Dazu gehört vorgeplantes Ungestörtsein! Die Kur erstreckt sich über 3 bis 4 Wochen.

Das Lehmbad

Gut durchgewärmt, können wir beginnen:
1. Gießkanne oder Wassereimer, Sisalhandschuh oder Bürste und Teigschaber, Sonnenhut, Pullover, Uhr.
2. Wir treten die Erde gut durch – sie muß weich und gleitend sein. Fehlendes Wasser wird nachgegossen.
3. Im Erdbad stehend, streifen wir die Erde mit den Händen bis zu den Leisten, als wollten wir lange Strümpfe anziehen.
4. Wir setzen uns – strecken die Beine aus und ummanteln uns mit der Erde, etwa bis zur Taille.
5. Ja – es kann am Anfang kalt sein; wir können uns mit einem kurzen Pullover schützen, aber auch vor starker Sonneneinstrahlung mit einem großen Hut.
6. Wir sitzen still, mit unserer Körperwärme ›heizen‹ wir die dem Körper nächste Schicht auf. Bewegung würde die Erde abkühlen.

Mit 10 Minuten beginnend, steigern wir je nach Konstitution und Witterung das Baden bis zu 45 Minuten.
Die Zeit vergeht schnell. Wer sich unwohl fühlt oder zu frieren beginnt, beendet das Bad – das eigene Gespür für das rechte Maß ist entscheidend. Das klassische Felke-Bad ›betont‹ das gemeinschaftliche Baden mit angeregter Unterhaltung.

Schon in zwei Minuten ist die Erdschicht, die unseren Körper unmittelbar umgibt, durch die Eigentemperatur aufgewärmt.

Nach dem Bad

Während wir aufstehen, gleitet bereits ein Teil des Schlammes am Körper herunter. Der Rest wird mit dem Teigschaber abgenommen (an den Füßen beginnend, aufwärts Rich-

tung Herz). Dabei wird die Haut gut durchblutet und so weit ›gesäubert‹, daß nur noch Restspuren bleiben, die bei schönem Wetter am Körper trocknen.
Von unten nach oben rubbeln wir mit einem Sisal-Handschuh oder einer Bürste die Erdreste mit leichten kreisenden Bewegungen von der Haut. Diese Eigenmassage ist nach dem Sitzen ein Genuß und bringt Wärme und Wohlbehagen. Die Haut dankt mit Glätte.

In der alten Felke-Ordnung bleibt der Erdrest auf der Haut. Bewegung sollte die Felke-Kur beenden (im Felke-Hemd wird geturnt). Wer mag, kann sich mit einem Gartenschlauch kurz abspritzen. Wenig Wasser benutzen und mit der Reinigung bei den Füßen beginnen. Jetzt darf dem Körper keine Wärme mehr entzogen werden. Nun ist Bewegung angesagt, Spazierengehen, Laufen, Tanzen usw. Alles fließt – jede Stauung ist verflogen – der Körper ist von ungeahnter Leichtigkeit.

Der Lehm soll nach vierzigmaliger Benutzung erneuert werden.

Fasten:

Du warst berauscht? Faste!

Wir essen zuviel (während viele Menschen hungern!).
Ist vom Fasten die Rede, glauben wir, der Hungertod sei nah. Im Taumel der Freßwelle der Mittachtziger ist Champagner gerade gut genug, und die Lakto-Vegetarier suchen Trost im Eiweiß von Delikateßkäse. Wissen sie nicht: Auch Milchprodukte im Übermaß sind Ausbeute am Land und

manifestieren sich in krankmachenden Stoffwechselschlacken?!

Fasten, ›Chirurgie ohne Messer‹, ist neben Heilerde das schlichteste Heilmittel der Natur – *der* Heiler für Körper und Seele und Teil der Ganzheitstherapie der Naturärzte Just, Felke, Kneipp und Rikli.

Anfang der Fastenkur ist die Darmreinigung, am besten durch den Heilerdeeinlauf. Am Vorabend des ersten Fastentages wird mit einem leichten lauwarmen Heilerdewasser eine Darmentleerung eingeleitet. Je nach Beschwerden und Verfassung des Patienten geschieht dies 2- bis 3mal mit je einem Liter Wasser.
Die Einläufe werden in den ersten 2 bis 3 Tagen wiederholt; jeweils abends vor dem Schlafengehen, danach bei Heilkrisen wie Kopfweh, Schwindel oder Kneifen im Verdauungsbereich.

›Die Leiden des Menschen sind die Frucht seiner Begierde.‹
(Buddha)

Wer auf Nahrung für eine Zeit verzichtet, fastet, wird still. Eine unaustauschbare Erfahrung mit unbeschreiblicher Empfindung. Die Gedanken klären sich, aus unseren Träumen treten Bilder. Sie sind Antworten auf existentielle Fragen.
Und: ›Die Abstinenz läßt das Herz kräftiger schlagen.‹

Wer die Chance hat, in der Gemeinschaft zu fasten, zum Beispiel innerhalb einer unterstützenden Lehmkur in Sobernheim, wird wohlaufgehoben eine körperliche und seelische Entschlackung erleben und gestärkt nach Hause fahren.
Aber es geht auch allein – nach der Absprache mit einem Naturheilarzt – mit festem Willen und der liebevollen Fürsorge durch Familie oder Freunde.

Fasten ist eine Methode ›zur Richtigstellung und Normalisierung‹ für den Gesunden und Kranken.
Wer alleine nicht fasten mag, übt mit Freunden an einem Wochenende das Kurzfasten. Dieses gemeinsame Erleben verstärkt die Freundschaft mehr als ein umtriebiges Wochenende.

Eine Fastenzeit kann drei bis etwa 28 Tage dauern. Das mehrfach erwähnte Kurzfasten bezieht sich auf das ›Aushungern‹ eines Infektes mit Säften zur Reinigung und Stärkung.
Je länger wir fasten, um so besser. Erst nach vier Tagen beginnt der Körper mit seiner tiefgreifenden Entschlackung. Es geht nicht um Gewichtsverlust! Mit der Entschlackung baut sich ein neuer Mensch auf. Gedächtnis, Spannkraft und Vitalität, leuchtende Augen und eine klare Haut verraten die Veränderung nach außen. Friedlich und sanft sind die Gedanken, die Gefühle voller Harmonie.
Nichts essen kann zur Euphorie werden. Das Hungergefühl ist nach zwei Tagen meistens verschwunden. Entscheidend ist der Neubeginn mit Nahrung. Je länger wir fasten, um so länger währt die ›Schonzeit‹.

›Das Allmähliche ist immer gefahrlos.‹

(Hippokrates)

Nach drei Wochen Fasten kann im Sinne von Felke mit dem Fastenbrechen begonnen werden:
Die sensibilisierten Geschmacksnerven sind bereit, die naturreine Nahrung zu erleben!

Fasten nach Felke

1. Tag

Morgens:	Glaubersalz, 40 g in ¼ Liter Wasser gelöst. Wir trinken es langsam und ruhen anschließend. Ein warmer Lehmwickel auf dem Bauch tut wohl.
Mittags:	1 Glas frisch gepreßter Fruchtsaft und 1 Glas salzlose Gemüsebrühe. Stilles Wasser.
Abends:	1 Glas frisch gepreßter Fruchtsaft und 1 Glas salzlose Gemüsebrühe. Stilles Wasser. Tee, mit Quellwasser bereitet, wird zwischen den Mahlzeiten getrunken. Die gesamte Flüssigkeitsmenge: 2 bis 3 Liter täglich.

Ab dem 2. Tag:

Morgens als erstes nüchtern und abends als letztes wird ein Glas Heilerdewasser getrunken. So oft wie möglich, besonders nach den ›Mahlzeiten‹, wird ein Lehmwickel oder ein Heusack zur Anregung der Leber auf den Bauch gepackt. Viel Bewegung an frischer Luft.

Während des Fastens ist es wichtig, Zähne und Zunge besonders sorgfältig zu reinigen. Die Giftausscheidungen belegen den Mundraum mit einem pelzigen Schleim.

Fastenbrechen (englisch: breakfast)

1. Tag:

Morgens:	Kümmeltee.
Mittags:	Ein geraspelter Apfel oder ein Bratapfel.
Abends:	Ein Teller salzlose Kartoffelsuppe.

2. Tag:

Morgens:	Müsli.
Mittags:	Ein leichtes Gemüsegericht (z. B. Möhren) mit Reis.
Abends:	Quark und Knäcke.

3. Tag:

Morgens:	Müsli.
Mittags:	Eine kleine Rohkostplatte.
Abends:	Eine kleine Rohkost mit Knäcke.

4. Tag:

Wir gehen über zu einer lakto-vegetarischen Kost.

Morgens:	Tee aus Kräutern, Müsli oder Frischkornbrei.
11.30 Uhr:	kleine Zwischenmahlzeit mit Obst.
Mittags:	Rohkost (Gemüse und Sprossen).
Abends:	Rohkostplatte (12-Tage-Kraut) mit Knäcke oder Brot und jungem Käse.

›Als Maß, an das du dich halten könntest, um Sicherheit zu gewinnen, wirst du weder eine Zahl noch ein Gewicht finden, sondern lediglich das Gefühl des Körpers.‹

(Hippokrates)

Die Ernährungsumstellung

›*Ein Mensch, der im Leben Bescheid weiß, muß wissen, daß Gesundheit das höchste Gut der Menschheit ist. Er muß aber auch verstehen, sich in Krankheitsfällen mit Hilfe seiner eigenen Einsicht herauszuhelfen.*‹
(Hippokrates, ›Corpus Hippocraticum‹)

Heilerde beugt vor, liefert Mineralien, bindet Gifte und trägt dazu bei, akute Krankheitssymptome zu beseitigen – mindestens zu lindern. Für dauerhafte Gesundheit, Lebensfreude und Geisteskraft ist eine entsprechende Ernährung notwendig.
Das heißt für viele von uns: Die Ernährung muß umgestellt werden. Aber: Gewohnheiten lassen sich nicht wie ein Mantel an der Garderobe abgeben, und schlechte Gewohnheiten werden wir noch schlechter los.
Eine Umstellung bringt oft schon Hindernisse beim Nächsten, erst recht im Beruf. Oder? Immer mehr Menschen begreifen den Zusammenhang von Krankheit und Ernährung. Handeln wir danach? – Handeln wir danach!
Nicht von heute auf morgen! Wer sich von einem Tag auf den anderen eine solch entscheidende Veränderung abverlangt, schießt ein Eigentor und fällt von einem Extrem ins andere.

Haben wir Geduld und gehen in kleinen Schritten in diese neue Lebensphase, die uns heilt. Dosieren wir den Entzug der ›fleischigen‹ Sünden, und überlisten wir die tiefsitzenden Gewohnheiten.
Gegen zu strenge Kostvorschriften wetterte schon Hippokrates, besonders beim Kranken. Was ist zu tun?

Ideal ist, eine Umstellung durch eine Fastenkur einzuleiten, innerhalb einer Ganzheitsbehandlung mit viel Ruhe und ärztlicher Hilfe (Felke-Kur, Sobernheim). Wer aber zu

Hause bleibt und seinen Plan alleine durchfechten will, braucht Zeit und Geduld. Gewohnheiten, jahrzehntelang genossen, können nur sanft abgebaut werden. Auch ein Rückfall ist akzeptabel. Weitermachen! Oft (wenn wir nicht durch eine schwere Krankheit gezwungen sind) dauert es Jahre, wie bei mir.

Mit Vollkornbrot läßt sich gut starten; es schmeckt so kernig und gut, daß uns das fade ›Würstchen‹ gar nicht mehr munden mag.

Ja, und dann geht es fast reibungslos! Die neuen Geschmäcker sind ganz annehmbar! Oft aber brechen wir aus! Weitermachen! Woche für Woche den Fleischkonsum verringern und langsam ›Verkochtes‹ gegen Rohes tauschen. Zucker und weißes Mehl werden aus der Küche verschwinden – sie haben ihre Schuldigkeit getan.

›Laß deine Nahrungsmittel so natürlich wie möglich‹, sagte Kollath, einer der einflußreichen Ernährungswissenschaftler unserer Zeit. Und trotz mancher Widersprüche sind sich alle darüber einig: Die lakto-vegetarische Ernährung muß abwechslungsreich sein. Das heißt am Beispiel des Müslis: Je mehr verschiedene Getreide wir mahlen, um so vollständiger ist das Angebot an Mineralien. Es wird klar: Reine Lebensmittel genügen sich selbst!

Wir haben nun relativ schnell – und langsam genug – auf denaturierte Nahrungsmittel verzichten gelernt. Da bleiben noch Kaffee, Schwarztee, Alkohol und Zigaretten. Nun, jeder wird seinen Weg finden.

›Nie bis zur Sättigung essen und sich vor keiner Anstrengung scheuen.‹

(Hippokrates)

Die tägliche Hinwendung zum ›Grünen‹ verscheucht nicht nur Konserven und Kühltruhe. Sie ist notwendiger Anschluß an das fast verlorene Paradies.

›Auf dem grünen Blatt beruht alles Leben.‹
(Are Waerland)

Die ›Lehmpäpste‹ Just und Felke entwickelten ihre Diät in Anlehnung an Bircher-Benner.
Just empfahl am Jungborntisch ein Winzigfrühstück aus Sauermilch und wenig Obst oder das Morgenfasten.
Im Winter Buchweizengrütze, Haferflocken- oder Roggenmehlsuppe.

Ein Felke-Tag mit lakto-vegetabiler Kost

Breakfast – nach dem notwendigen Fasten in der Nacht zur Reinigung unserer Organe.

Morgens: 8 Uhr
Müsli mit Dörrobst – Vollkornbrot, Nüsse, Honig, Quark. Wer den Quark würzen möchte, mag das mit Zwiebelchen, Kraut und/oder gestoßenem Würzsamen tun.
Kräutertee.

Mittags: 12 Uhr
Nach dem Genuß des jahreszeitlichen Obstes wird eine Rohkostplatte mit Kräutersoße gereicht.
Gedünstetes Gemüse, Kartoffeln oder ein Getreidegericht beschließen die Mahlzeit. Getrunken wird eine köstliche Dickmilch.

Abends: 18 Uhr
Nach Obst und köstlicher Sauermilch beschließen eine kleine Rohkostplatte mit Brot und Käseleckereien den Tag.
Kräutertee.

Just verehrte Nüsse und Beeren als die natürlichsten Früchte – und empfahl sie zum täglichen Genuß. Honig, als die wichtigste Süße, wird spärlich, doch regelmäßig in die Diät eingebaut.
›Der Mensch soll in kranken Tagen möglichst wenig essen, wenigstens soll er nur essen, wenn der Magen durch starken Appetit Speisen fordert. Zeitweises Fasten kann nur von Vorteil sein.‹

Ein Felketag mit strenger Rohkost:

Morgens: 1 Apfel – Beeren (Früchte der Saison) – 1 Apfelsine
Mittags: Ein Rohkostteller mit verschiedenen Gemüsen – eine Soße aus kaltgeschlagenem Öl mit Sauermilch und vielen Kräutern – 1 Becher Buttermilch, eventuell Knäckebrot
Abends: Rohkost wie mittags – Knäcke nach Bedarf – 1 Becher Buttermilch

Nach den Mahlzeiten wird Kräutertee getrunken.

Ich bin ein Freund der Rohkost und Sprossen (Keimlinge haben einen hohen biologischen Wert – köstliches Aroma, taufrisches Zeichen der Keimkraft des Samens) und ergänze meine Salate mit Grünwürze aus dem Zimmergarten und wenig gekochten Zerealien (Getreide, Feldfrüchte – nach

Ceres, der römischen Göttin des Ackerbaus) oder Kartoffeln.
Kaltgeschlagenes Olivenöl mit Dickmilch, selbstangesetztes 12-Tage-Kraut oder ein Tröpfchen Zitrone runden meine Soßen ab. Ich habe herausgefunden:
Dickmilch bekommt mir besser als Milch.
Rohes Gemüse vertrage ich nicht mit Obst.
Mir bekommt alles vorzüglich, wenn es so natürlich wie möglich bleibt. Getreide zum Beispiel koche ich an und lasse es in der Kochkiste nachgaren.

Die Wissenschaft sagt dazu:
Kein Lebensvorgang, Stoffwechsel, ist ohne die Steuerung durch Fermente und Enzyme möglich. Da Enzyme bei 42° C ihre biologische Wirkung verlieren, esse ich Obst, Gemüse und auch Getreide vorzugsweise ›roh‹. Und es schmeckt mir wunderbar!

Jeder wird seine eigene Entdeckung machen – ich kann Ihnen nur Fingerzeige geben.
Nach einer Fastenkur empfinde ich mich wie ein unbeschriebenes Blatt. Nie weiß ich besser: Das bekommt mir, das schmeckt mir!

Die Empfindsamkeit der Zunge und des Körpers spricht gegen fanatische Diäten.

Lassen Sie sich nur von sich selber überzeugen. Alle Extreme (ver)führen zur Erstarrung – wir sind an keinem Tag der gleiche Mensch –, alles ist im Wandel. Auch unsere Nahrung.
Wer seine Lebensaufgabe gefunden hat – wer sich in der richtigen Weise liebt und anerkennt, wird auch die Kraft entwickeln, dumme Eßgewohnheiten abzulegen.

Wir sind viel stärker, als wir glauben!

›Iß ein Drittel, trink ein Drittel, laß ein Drittel leer.‹
(Vāgbhata)

1. Wir essen nur, wenn wir hungrig sind.
2. Das Leichtverdauliche soll vor dem Schwerverdaulichen liegen (Obst vor Zerealien).
3. ›Rutschen lassen‹.
4. Möglichst nicht zum Essen trinken, nur als eigenständige Zwischenmahlzeit (wenigstens 1½ Liter Flüssigkeit täglich trinken – Kräutertees, stille Wasser und auch mal Wein, wenn er schmeckt).
5. Mit dem 12-Tage-Kraut würzen; spärlichst, am besten gar nicht salzen.
6. Uns nach einer Zeit der Einübung lakto-vegetarisch ernähren – mit hohem Rohkostanteil.
7. Ein Frühstück nach Bruker, Bircher oder Waerland.
8. Kauen – kauen – kauen – kauen.
9. *Mahl-Zeit.*

Und wer Mutters Küche nicht so ganz vergessen mag: Ab und zu auch mal einen Sonntagsbraten.

Aber möglichst ohne:
Weißmehl – Zucker – Kochsalz – Konserven – gesüßte Fruchtsäfte – Kaffee – Schwarztee – Alkohol – Nikotin.

Ergänzende Anwendungen:

Das Sitzreibebad:
Die erste Tat am Morgen. Das Sitzreibebad nach Felke ist ein Energiewecker.
Über den intensiven Hautreiz werden Kreislauf und Ner-

vensystem wachgerufen, der Stoffwechsel und das Immunsystem angeregt.

Ausführung:

Die Badewanne wird abends eine Handbreit hoch mit kaltem Wasser gefüllt (in der Felke-Kur wird das Bad draußen genommen).
Morgens setzen wir uns ins Bad: Po und Füße tauchen ins Wasser, zwischen den angewinkelten Knien schöpfen wir mit den hohlen Händen Wasser an den Innenseiten der Beine vorbei zum Leib – hoch bis zum Bauchnabel. Von dort aus reiben wir es mit den flachen Händen abwärts – in einer Geben-und-Nehmen-Bewegung. 50 Schläge reichen – 100 sind besser.

Zum Abschluß benetzen wir kurz den Oberkörper mit Wasser – legen uns sekundenschnell auf den Rücken.
Raus aus dem Bad – das abrinnende Wasser wird vom Körper abgeklatscht, bis zur völligen Trocknung.
Und wieder beginnt ein strahlender Tag!

Der Einlauf:

Beim Fasten – und bei Infektionskrankheiten – wird der Darm schnell und intensiv durch den Einlauf mit Heilerde gereinigt. Die Flüssigkeit wird mit einem Irrigator eingeführt. Das Darmbad soll eine *gezielte Anwendung* sein – nicht Mittel gegen Darmträgheit!

Ausführung:

1 Liter lauwarmes Wasser und
2 Eßlöffel Heilerde werden vermischt.

Der Irrigator wird aufgehängt, damit die Flüssigkeit ›einlaufen‹ kann. Wir legen uns mit angewinkelten Beinen auf die Seite.
Je länger das Erdwasser von uns gehalten wird, desto größer die reinigende Wirkung. Die Heilerdepartikel müssen sich den Darmgiften zuwenden können.

Das Darmbad ist eine kurzfristige Anwendung und wird NUR innerhalb einer Fastenkur 3- bis 4mal wöchentlich durchgeführt ODER als einmalige 3-Tage-Therapie bei Infekten.
Vor langfristigen Anwendungen sei gewarnt. Sie würden die Darmflora nachhaltig beeinträchtigen.

Heilerdemaske für die Reinigung, Straffung und Durchblutung der Haut.

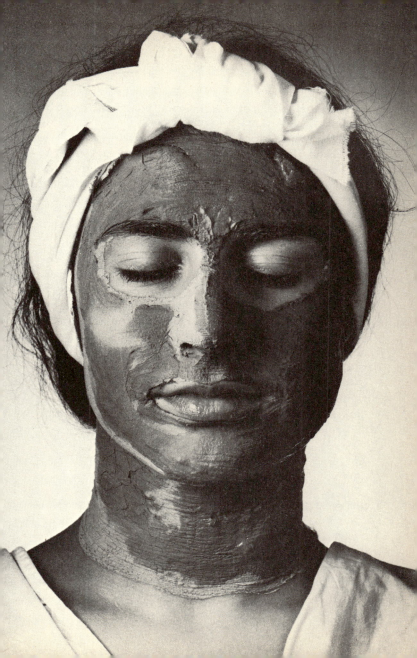

Heilerde und Schönheit

Von der Porzellanhaut der Chinesin und von schwarzgefärbten Zähnen.

Weiße Erde (Bolus Alba), Kaolin, wurde von dem Yan Chan Fu-Hügel von Kao-Ling abgebaut und ist erprobtes Schönheitsmittel chinesischer und japanischer Damen. Lange bevor Reismehl die Gesichter bläßte, war Kaolin die Grundierung für Blütenhaut und Pfirsichteint.

In Afrika leuchteten die Oxide goldgelb, rot und rostig changierend auf dunklem Leib. Weiße Linien sind Abgrenzungen: Schimmern in Perlmutt. Aufgezeichnet mit weichen und stumpfen Hölzchen, leuchtet das helle Gemisch innerhalb der Ornamente aus gepulverten Muscheln und Erden. Im Ritual des Tanzes sind diese Muster erdgemalte Zeichen für Götter und Dämonen. Anlockend – vertreibend, wie das magische, umrandende Schwarz des Auges der Ägypterin.

Neuguinea: Zum Schwärzen der Zähne wird schwarzer Ton in ein Blatt gewickelt und zum Einwirken über Nacht in den Mund gelegt.

Heute:

Heilerde ist immer noch im Dienste der Schönheit, nach wie vor, ein hervorstechendes Reinigungsmittel und natürliche Medizin.

Erdmasken z. B. dringen tief in die Haut, wirken alkalisch (regeln den pH-Wert), weichen die Hornhaut und ›putzen‹.

Diese Art der Reinigung nimmt nicht nur abgestoßene Hautpartikelchen auf. Sie absorbiert Stoffwechselgifte und überschüssigen Hauttalg. Sogar die Toxine aus der Umwelt werden aus der Haut gezogen.
Das so gereinigte Gewebe nimmt gleichzeitig Mineralien und Spurenelemente aus der Erde (zur Stützung des Bindegewebes) auf und leitet sie zu den Unterschichten unserer Haut.

Eine sanfte Heilerde-Behandlung

Feine und sensible Haut, die zu Rötungen und Trockenheit neigt, bekommt höchstens einmal wöchentlich einen Heilerdeanstrich oder eine Maske. Um der Austrocknung der Haut entgegenzuwirken, darf die Heilerde-Maske nicht antrocknen. Sie wird mit einem feuchten Tuch bedeckt.

Der Heilerdeanstrich oder die Maske entstehen auf der Basis von 3 Eßlöffeln Heilerde und

1. 1 bis 2 Eßlöffel kaltgepreßtem Pflanzenöl, oder
2. Arnika–, Ringelblumen–, Hamamelis- oder Salbeitinktur, oder
3. Teesud – Fenchel, Kamille, oder
4. Heilerde und Weizenkleie, im Verhältnis 1:1 mit Wasser verrührt.

Im Wasserbad wird Öl erwärmt, mit Erde überpudert und verrührt. Die feste Masse wird in wenig Wasser (oder Teesud) gelöst. Die Tinktur zugetropft und noch einmal aufgeschlagen. Die noch warme Paste wird sofort auf das Gesicht gestrichen. Nach ca. 30 Minuten wird die Maske mit warmen Kompressen vorsichtig abgenommen.
Fette und grobporige Haut, die zu Pusteln und erweiterten

Poren neigt, kann 1- bis 2mal wöchentlich mit Heilerde behandelt werden.
Zur Einführung wählen wir den sanften Weg und halten die Haut während des Antrocknens der Maske feucht. Später kann der Erdanstrich auf der Haut trocknen und bewirkt so eine außerordentliche Reinigung, die sich von innen nach außen bewegt. (Siehe Beschreibung ›Äußere Anwendung‹)

Heilerde-Maske für die fettige Haut

Als Basis dienen 3 bis 4 Eßlöffel Heilerde, je nach Dicke der Maske auch mehr. Beigegeben wird:

1. Pfefferminzsud, oder
2. Arnika- oder Ringelblumentinktur, oder
3. Zitronensaft oder Obstessig (1 Teelöffel auf 3 Eßlöffel Heilerde)

Mit dieser Maske wird die Haut stark durchblutet – die Poren öffnen sich – Falten und Runzeln verschwinden.

Die angerührte Heilerde wird gleichmäßig auf das Gesicht gepinselt. Augen und Mund bleiben ausgespart. Wir unterscheiden zwischen der dünnen, feinschichtigen Maske, die schnell trocknet, und der dick aufgestrichenen Maske, die entsprechend länger antrocknet und somit intensiver reinigt.

Beide Masken werden nach dem Trocknen mit warmen und anschließenden kalten Kompressen abgenommen.
Trotz des Spannungsgefühls belasse ich nach einer Maske am Abend meine Haut ohne jede Nachbehandlung. Die einmal aktivierte Haut scheidet besonders in der Nacht nachträglich Gifte aus.

Besondere Maske

Wir schneiden aus einem Tuch, das dem Rund des Gesichtes entspricht, Augen und Mund heraus, befeuchten es und bestreichen es mit einer dicken Heilerdepaste. Wenn dieser Brei ein wenig ›angezogen‹ ist, stürzen wir ihn sozusagen auf das Gesicht. Dieses Vorgehen ist dem sogenannten Erdpflaster nachempfunden und hat eine wunderbar kühlende Wirkung – zum Beispiel bei Sonnenbrand –, es beruhigt die irritierte Haut, die durch Juckreiz, Brennen, Schmerz ›unantastbar‹ geworden ist.
Das Pflaster ist w-u-n-d-e-r-v-o-l-l.

Früchte, Quark, Eigelb. Es gibt viele Zutaten und Mischungsverhältnisse für Erdmasken. Für mich ist Erde an erster Stelle der Klärung und Reinigung vorbehalten, so, wie es alte Rezepte erzählen.

Zusammenfassung:

Behandlungsdauer und Dicke des Auftrags bedingen einander. Je trockener die Maske, um so mehr Wasser und Gifte werden aus der Haut herausgezogen.

| Die Heilerde-Gesichtsmaske: | Reinigt – strafft - mineralisiert – entgiftet und klärt die Haut, sie regelt den pH-Wert und harmonisiert die fette und sensible Haut bei entsprechender Behandlung. |

Bei Kopfschmerz und Abgeschlagenheit hilft ein Heilerdeumschlag. Wir legen ein der Stirngröße angepaßtes Tuch mit einem ca. 3 cm dicken Heilerdeanstrich auf die Stirn. Durch den leichten Druck und die Kühle wird eine tiefe Entspannung eingeleitet und das Unbehagen genommen. Bei fettigem Haar, Haarausfall und Irritationen der Kopfhaut streichen wir einen feinen Heilerdebrei direkt auf das Haupt.

Dazu teilen wir das Haar, an der Stirn beginnend, in feine Strähnen. Der angewärmte Heilerdebrei wird nun mit einem breiten Pinsel jeweils in das gescheitelte Haar gestrichen. Zum besseren Einziehen lassen wir die Packung unter einer Plastikhaube schwitzen.
Nach 20 Minuten wird die Heilerde abgespült, das Haar an der Luft getrocknet. Die Anwendung wird zweimal wöchentlich wiederholt.

Alte Rezepte für die Schönheit

Mit Erde lassen sich Haare waschen und färben. Erdbrei, auf die Kopfhaut aufgetragen, ist Heilmedizin bei Schuppen und Schorf.

Blasser oder gelber Ocker (Multani Mati) wird als Haarwaschmittel verwendet. Mit frischem Zitronensaft oder -öl und Rosenwasser vermischt, macht er das Haar geschmeidig, befreit von Schuppen und kühlt den Kopf.
(Indian Materia Medica)

Ein altbewährtes Haarwaschmittel aus Marokko:
›Gasul mesqi‹: Eine größere Portion Gasul wird in Wasser gelöst und auf einem Messingtablett gleichmäßig verteilt. Ist die Feuchtigkeit verdunstet, wird die aufgequollene Tonmasse in kleine Stücke gebrochen und zum Trocknen beiseite gestellt.
Eine entsprechende Menge Nelken, Myrte, Rosenknospen, Narde (oder Moos), Erdmantel, Melilotus und ein wenig Orangenschale werden miteinander vermischt und in einem Mörser pulverisiert. Das duftende Pulver wird mit den Gasul-

Stückchen wiederum in Wasser gelöst, gut vermischt und auf einem Tablett verteilt. Das parfümierte Gasul trocknet noch einmal – in kleine Portionsstückchen geschnitten, ist es für die Haarwäsche gebrauchsfähig.
(›Der marokkanische Drogenhändler‹, Helga Venzlaff, 1977)

Erdessen für die Schönheit

Im 17. Jahrhundert versuchte die Kirche in Spanien gegen aristokratische Damen vorzugehen, die sich dem Genuß der Erde hingaben. Jedoch, die Passion des Erdessens galt nicht der Leckerei, sondern der klärenden Wirkung auf den Teint. Die Manie, hellhäutig sein zu müssen, war so groß, daß die Spanierinnen sogar die zerstoßenen Scherben ihrer niedriggebrannten Töpferwaren, Alcarazas, verzehrten.

Um ihr Gesicht weiß und strahlend zu machen, bediente sich die italienische Dame des 14. Jahrhunderts folgenden Rezepts:
Mische weißes Alaun mit Wasser und tupfe es am späten Abend und Morgen auf das Gesicht. Sei mäßig im Essen und trinke Terra di Chio und Terra di Cimolio zu gleichen Teilen mit Essig.

Feindosiert verwirklichen die javanischen Frauen ihr extremes Schlankheitsideal durch Erdessen. Ihr ›Hungern‹ geschieht mit ›gefülltem‹ Magen.

Mexiko: Gelber Ocker – Tecocahvitl – dient der Haut, wenn sie durch Frost rauh ist und aufspringt.
Doch manche Weiber schminken sich das Gesicht damit. Und wenn die Männer in den Krieg ziehen, färben sie den ganzen Körper mit Ocker, um besonders furchterregend auszusehen.
(Hernandez)

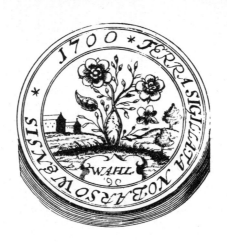

Heilerde in der Flora

›... Die Tonkristalle des Mutterbodens sind sogar – teilweise offene – Systeme wie die lebende Substanz. Sie können, wenn auch nur im begrenzten Umfang, ohne Veränderung ihres Ordnungsgefüges, gewisse Elemente abgeben und aufnehmen, ebenso wie lebende Substanzen das ständig tun. Tonkristalle haben also so etwas wie einen Stoffwechsel, wie er sonst nur für die Ordnungsgefüge aller lebendigen Substanz typisch ist.‹

(aus: ›Bodenfruchtbarkeit‹, Hans Peter Rusch)

Was den Menschen heilt, ist um so bedeutungsvoller für die Pflanzen. Was wären wir ohne sie?
Der grüne Teppich der Mutter Erde ist unser ureigenster Nährboden. Ohne ihn könnten wir weder essen noch atmen.
Zwar: Hier geht es um unsere Zimmerpflanzen.
Doch der Rückschluß bietet sich an: Wenn Heilerde Arsen bindet, kann der Löß auch den kranken Boden unserer

Wälder entgiften. Die grünen ›Dekorationen‹ unserer Stadtwohnungen leben in totaler Abhängigkeit.
Spätestens seit dem Lesen des Buches von Peter Thompkins wissen wir: Pflanzen sind lebendige Wesen und haben, wie es Stevie Wonder besingt, ›a secret life (of plant)‹.
Aus der Natur gerissen, edle Züchtungen für den Hausgebrauch, leben sie ein Einzeldasein und bedürfen besonderer Zuneigung und Fürsorge.

Zwischen Tonerden und allem Lebendigen – Pflanzen, Tier und Mensch – bestehen ›Sympathien‹. Wußten Sie, daß Früchte, die auf der Erde liegend reifen, sich durch einen besonders herzhaften Geschmack auszeichnen?

Mergel und Steinmark sowie die Mondmilch Lac Lunae, auch unter dem Namen Agricus Mineralis bekannt, wurden in Holland als wertvoller Dung bzw. zur Aufbesserung des Bodens genutzt.

(Valentini, 1704)

›*Wir mögen den Baum in seinen Wurzeln oder in seinen Ästen und Zweigen verfolgen, eins ergibt sich immer aus dem anderen, und je lebendiger ein Wissen in uns wird, desto mehr sehen wir uns getrieben, es in seinem Zusammenhange auf- und abwärts zu verfolgen.*‹

(Goethe)

Heilerde im Zimmergarten

1 Teelöffel auf 3 Liter Wasser: Regelt das Säure-Basen-Verhältnis im Blumentopf, versorgt unsere Pflanzen mit Mineralien und Spurenelementen, entgiftet unser Leitungswasser.

So umhegte Pflanzen werden kräftig wachsen. Das in der Heilerde vorhandene Silizium festigt ihr Stützgewebe; sie können sich gegen Krankheiten und Schädlinge wehren.

Heilerde im Garten

Heilerde ist ein wirkungsvolles Pflaster, ein Verbandmittel, wenn Bäume verwundet, Äste abgeknickt sind.
Eine dickangerührte Paste wird genau wie ein Umschlag angelegt. Er verbleibt bis zur ›Heilung‹.
Heilerdebrei ist eine wachstumsfördernde Ummantelung für Stecklinge, bevor sie gesetzt werden: Die einzelnen Pflänzchen werden jeweils in den Brei getaucht und umgehend in die Erde gebracht.
Heilerde, über den Kompost gestreut, regt die Humusbildung an.

Um eine gute Erde geht es bei den Javanern, wenn sie Ampo, ihre eßbare Erde, auf den Boden streuen.
Nach ihrer Auffassung wird Reis zur Zeit des Fruchtansatzes schwanger. Da sich die Javanerin während der Schwangerschaft an dem Geschmack der Erde erfreut, werden auch die sprießenden Jungpflänzchen mit Erde verwöhnt.

›*Frage doch das Vieh, das wird's dich lehren, und die Vögel unter dem Himmel, die werden's dir sagen, oder die Sträucher der Erde, die werden's dich lehren.*‹

(Hiob 12,7)

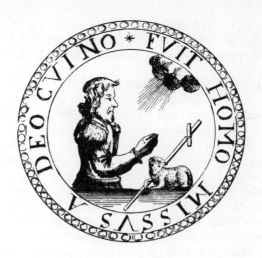

Heilerde für unsere Tiere

Freilebende Tiere suhlen sich im Schlamm, zur Reinigung, aus Vergnügen und instinktiv zur Heilung, wenn sie sich verletzt haben. Das Huhn mag ohne Sand nicht sein, scharrend und badend, pickend und kratzend, labt sich das Federvieh am Erdreich.
Wenn Kälbern der Lehmklump in die Futterrinne gelegt war, konnte der Bauer sicher sein: Hier ist die Aufzucht gesichert.
Und die russischen Pferdezüchter, soviel ist bekannt, gaben früher grundsätzlich dem Saufwasser Lehm hinzu. Erfahrungsschatz!
Das schönste Seidenkissen ist der Katze gerade gut genug – doch zum Kühlen ihrer Blessuren nach Rauferei und Liebeskampf wählt sie selbstsicher instinktiv meinen Tonvorrat. Erfahrungsschatz!
Äußerlich und innerlich nützen Elefanten aufgeschwemmten Mergel als Darmbad: als Einlauf durch den Rüssel –

Planschgetöse für den Dickhäuter. Im Frankfurter Zoo wurde die Tierpflege für die ›Ausländer‹ lange Zeit nur mit der säubernden Lehmerde aufrechterhalten.

In sehr ländlichen Gegenden ist noch heute die letzte Chance, bei allerschwersten Tierkrankheiten das gefährdete Wesen völlig mit einer Ganzpackung aus einer Mischung von in Essig aufgerührter Erde zu ummanteln. Da, wo der Tierarzt fern oder unbezahlbar und der Verlust eines Tieres existentiell ist, hat sich die alte Weisheit erhalten und kann – gottlob – heute weitergegeben werden.

Groß ist die Enttäuschung, wenn auf Sieg, Geld und Trophäe getrimmte Pferde – schnelle, majestätische Flitzer – kurz vor einem Start ihre überzüchtete Beinkraft anknacksen. Ein bekannter Pferdezüchter aus Sobernheim an der Nahe vertraute mir an: ›Ich habe immer unseren guten Meddersheimer Ton (siehe Felke-Kur) im Sack dabei, und ich habe schon manchen Sieg nur unserer Erde zu verdanken!‹

Die Firma Luvos, befragt, ob sie auch Erfahrungen in der Veterinärmedizin habe, schickte mir eine statistische Auswertung von 57 tierärztlichen Prüfungsberichten:
Erfahrungsmedizin – wissenschaftliche Untersuchung.
Der Kreis schließt sich – eine Wiederentdeckung auch hier!
Bei Durchfallerkrankungen leichter und infektiöser Art kam es bei Rindern, Schweinen und Hunden in kürzester Zeit fast immer zu einer Heilung.

Zusammenfassung:

Innerlich und äußerlich angewendet, entfaltet Heilerde eine ähnliche Wirkung wie beim Menschen.
Die Dosierung verändert sich mit der Art und Größe des Tieres – fragen Sie einen aufgeschlossenen Tierarzt!

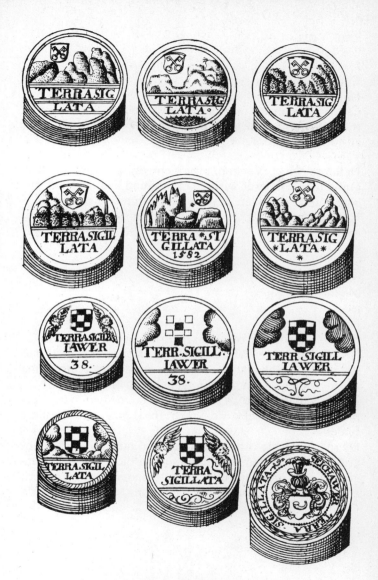

Deutsche Siegelerden aus dem 16. und 17. Jahrhundert

Zur Vorbeugung

Jungtieren ins Futter gegeben, fördern die Mineralien der Heilerde den Knochenbau. Es ist sehr wahrscheinlich, daß der Tiermagen mit einem hohen Anteil an Salzsäure beträchtliche Mengen an Mineralien und Spurenelementen aus dem Löß zieht.

Heilerde wirkt Verstopfungen entgegen und verhindert Durchfälle. Heilerde wirkt Gärungs- und Fäulnisgiften entgegen und verhindert Magen- und Dünndarmgeschwüre. Heilerde bindet Gifte, die mit dem Futter aufgenommen werden.

Zu guter Letzt

Als die Einwohner von Oussuri in Sibirien nach langjähriger Beobachtung ihrer Wildschweine und Rehe feststellten, daß sie nie ihren Suhlplatz wechselten, wurde ihre Vermutung zur Gewißheit – hier walten ›geheimnisvolle‹ Kräfte.
Inzwischen entstand an dieser Stelle ein bedeutender Kurplatz, an dem viele Menschen Besserung und Heilung finden.
Diese Geschichte verweist noch einmal auf die Verschiedenartigkeit der Erden. Instinktiv hatten die Tiere den Platz geortet, der nicht nur über eine besondere Erde, sondern auch über eine besondere Ausstrahlung verfügt.

Die Indikationen in alphabetischer Reihenfolge

Abszeß
Akne
Allergie
Allgemeinbefinden, herabgesetztes
Arthritis – Polyarthritis – akuter Rheumatismus
Arthrose
Brustverhärtung – Brustspannung
Durchfall
Ekzem
Entgiftung – Entschlackung
Furunkel – Karbunkel
Gelenkerkrankungen
Gicht
Hämorrhoiden
Hexenschuß
Insektenstiche
Knochenbruch
Krampfadern
Magenentzündungen
Magengeschwür
Magenübersäuerung – Magenuntersäuerung
Mandelentzündung
Migräne
Mineralmangel
Munderkrankungen
Nagelbetterkrankung
Ödeme
Pseudo-Krupp
Schleimbeutelentzündung
Schuppenflechte
Sehnenscheidenentzündung

Sportverletzungen
Unterschenkelgeschwür
Venenentzündung
Verbrennung – Verätzung
Verstopfung
Wunden

Abszeß (Abscessus), *heißer*

	Infizierung kleiner Wunden durch Eitererreger. Anzeichen: Punktuelle Eiteransammlung – Schwellung – Klopfgefühl – Schmerz.
Therapeutische Hilfe:	Heilerdeanwendung in Absprache mit einem Mediziner, der mit Naturheilverfahren vertraut ist.
Innere Anwendung:	Jeden Morgen auf nüchternen Magen und jeden Abend vor dem Schlafengehen je 1 Teelöffel Heilerde, in Wasser gelöst. 3-Wochen-Kur: Zusätzlich jeweils eine Stunde vor dem Mittagessen, zur Bindung von Stoffwechselgiften.
Äußere Anwendung:	Heilerdeauflage – kalt – 3 cm dick – mindestens sechsmal täglich. Ist die Erde körperwarm, wird sie abgenommen und fortgeworfen – sie ist jetzt voller Giftstoffe. Nach der Abschwellung zur Erneuerung des Gewebes und zur Heilung können warme Umschläge angebracht werden (siehe ›Anwendung‹).
Ernährung:	Soforthilfe – Fasten, frische Säfte, Rohkost. Langfristig verhindert eine Vollwerternährung mit hohem Rohkostanteil ein Wiederauftreten des Abszesses. Wir können unsere Abwehrkräfte durch die

vitaminreichen Sprossen und Grünkrautwürze stärken.

Bitte:
Eine eventuelle innere Behandlung mit Antibiotika schließt die äußere Anwendung der Heilerde nicht aus. Ungünstig ist eine gleichzeitige Anwendung von Heilerdepaste und pharmazeutischen Salben.

Akne (Acne vulgaris)

Die Pubertätsakne kann Zeichen einer hormonellen Umstellung oder Störung sein. Später auftretende Akne geht häufig auf eine chronische Darmverstopfung und Fehlernährung zurück und dadurch ausgelöste Eigenvergiftung.
Anzeichen: Mitesser – Entzündungen – verstopfte Talgdrüsen.

Therapeutische Hilfe:	Heilerdeanwendung in Absprache mit einem Arzt, der mit dem Naturheilverfahren vertraut ist.
Innere Anwendung:	Jeden Morgen auf nüchternen Magen und am Abend vor dem Schlafengehen je 1 Teelöffel Heilerde, in Wasser gelöst, zur Entgiftung und Anregung der Verdauung. 3-Wochen-Kur: Zusätzlich jeweils 1 Stunde vor dem Mittagessen 1 Glas Heilerdewasser, zur Bindung von Stoffwechselgiften.
Äußere Anwendung:	Gesichtspackung (-maske): Kalt – 15 Minuten – bis zur Abheilung einmal täglich (siehe ›Äußere Anwendung‹). Wärmeausleitende Brust-/Rückenauflage

oder ›Lehmhemd‹ (siehe ›Äußere Anwendung‹).
Das Wasser zur Aufschwemmung der Heilerde kann durch Kamillensud ersetzt werden.

Ernährung: Soforthilfe: Saftfasten.
Eine Umstellung auf Vollwertkost ist angesagt. Rohe Früchte und Gemüse, Sprossen und Grünkraut (hoher Gehalt an Enzymen und Vitamin A und E).

Allergie

Signal! Äußert sich der Körper über die Haut in Ausblühungen, so liegt der häufigste Grund in der Eigenvergiftung durch den Darm oder durch Fremdstoffe, die durch Haut, Atemluft oder Nahrung aufgenommen wurden.

Therapeutische Hilfe: Bitte nach den Ursachen forschen! Suchen Sie einen Hautarzt auf, der mit Naturheilverfahren vertraut ist!

Innere Anwendung: Jeden Morgen auf nüchternen Magen und am Abend vor dem Schlafengehen je 1 Teelöffel Heilerde, in Wasser gelöst.
3-Wochen-Kur: Zusätzlich 1 Stunde vor dem Mittagessen 1 Teelöffel Heilerde, in Wasser gelöst, zur Bindung von Allergenen.

Äußere Anwendung: Heilerdeauftrag (-anstrich oder -bepinselung) – kalt – einmal täglich – bis zur Abheilung. Bei juckenden Allergien bewähren sich Kompresse und Lehmhemd besonders in der Nacht, zur Entschwellung und Kühlung. (Siehe ›Äußere Anwendung‹)

Ernährung:	Wer konsequent und starken Willens ist, soll fasten, vorzugsweise mit Grünsäften, um den Körper möglichst schnell zu entgiften. Der tägliche Einlauf mit warmem Heilerdewasser unterstützt die notwendige Darmreinigung. Wer nicht fasten mag, esse strenge Rohkost und gehe später auf Vollwertkost über.

Die FELKE-Kur als Ganzheitstherapie in Luft, Sonne, Wind und Erde ist eine der erfolgreichsten Behandlungsformen für allergische Reaktionen der Haut.

Allgemeinbefinden, herabgesetztes

	Operationen, schwere Krankheiten, denaturierte Nahrung führen zur allgemeinen Schwäche. Häufig ist sie – unter Ausschluß sonstiger klinischer Indikation – allein auf einen Mineralmangel zurückzuführen (siehe Kapitel ›Mineralien‹).
Innere Anwendung:	Jeden Morgen auf nüchternen Magen und am Abend vor dem Schlafengehen je 1 Teelöffel Heilerde, in Wasser gelöst, zur Mineralisierung.
Äußere Anwendung:	Die Felke-Kur ist ideal zur Stärkung der Widerstandskräfte (siehe Kapitel ›Felke-Kur‹). Lehmtreten und kalte Umschläge auf den Nacken zur Durchblutungsförderung.
Ernährung:	Eine bewußte Umstellung auf eine Vollwerternährung mit hohem Rohkostanteil – Sprossen und Keime für den Vitaminbedarf – Grünkrautwürze.

Arthritis – Polyarthritis – akuter Rheumatismus

Entzündliche Gelenkerkrankung. Sie entsteht weitgehend durch Ablagerungen toxischer Stoffwechselprodukte.

Anzeichen: Schwellung und Rötung – Hitzegefühl – Schmerzen – evtl. Fieber.

Therapeutische Hilfe:	Wenden Sie sich an einen Mediziner, der mit dem Naturheilverfahren vertraut ist.
Innere Anwendung:	Jeden Morgen auf nüchternen Magen und am Abend vor dem Schlafengehen je 1 Teelöffel Heilerde, in Wasser gelöst, zur Bindung giftiger Stoffwechselprodukte.
Äußere Anwendung:	Entschwellende Heilerdeauflage – kalt – 3 cm dick – einmal täglich 30 Minuten lang – mindestens über eine Zeit von 3 Wochen! (Siehe ›Äußere Anwendung‹)
Ernährung:	Die Erfahrung beweist, daß bei Gelenkerkrankungen eine Ernährungsumstellung spürbare Linderung und baldige Heilung bringt. Ideal ist eine Fastenkur mit einer anschließenden Umstellung auf naturgemäße Ernährung.
Besonderes Rezept:	Eine erfolgreiche Behandlung rheumatischer und arthritischer Erkrankungen ist die ›Roher-Kartoffelsaft-Therapie‹. Sie ist seit Jahrhunderten in der Volksmedizin bekannt:

Wir waschen eine mittelgroße Kartoffel (nicht schälen!), schneiden sie in dünne Scheiben und legen sie in ein großes Glas Wasser und lassen es über Nacht stehen.

Wir trinken das Wasser morgens auf nüchternen Magen.

Kartoffelsaft läßt sich natürlich auch mit einem elektrischen Entsafter gewinnen.

Den so erhaltenen Saft mischen wir im Verhältnis 1:1 mit Wasser. Beginnen wir jeden Tag mit einem Glas Kartoffelsaft!

Arthrose (Arthrosis deformans)

Degenerative Gelenkerkrankung ohne akute Entzündung. Folge von Fehlbelastung oder Spätfolge von Entzündungen. Anzeichen: Schwellung – Schmerz – Knirschen im Gelenk – kein Fieber!

Therapeutische Hilfe: Wenden Sie sich an einen Mediziner, der mit dem Naturheilverfahren vertraut ist.

Innere Anwendung: Jeden Morgen auf nüchternen Magen und am Abend vor dem Schlafengehen je 1 Teelöffel Heilerde, in Wasser gelöst.

Äußere Anwendung: Während schmerzhafter Phasen: Heilerdeumschlag – heiß – 30 Minuten – zweimal täglich;
als Dauertherapie: Heilerdeumschlag – kalt – 90 Minuten – dreimal wöchentlich. (Siehe ›Äußere Anwendung‹)
Voll- oder Teilbad: Heiß – 30 Minuten – während schmerzhafter Phasen täglich.

Ernährung: Die Arthrose wird durch eine Umstellung auf Vollwertnahrung mit hohem Frischkostanteil gelindert.

Brustverhärtung – Brustspannung (Mastodynie)

Schmerzhafte Spannungen in der Brust sind auf verschiedene Ursachen zurückzuführen:
Zyklusstörung,

hormonelles Ungleichgewicht (z. B. durch die Pille), Menopause. (Mit der hormonellen Verschiebung in den Wechseljahren bildet sich Drüsengewebe zurück. Dies kann zur Strukturveränderung und Spannung führen.)

Therapeutische Hilfe: Befragen Sie einen Gynäkologen, um bösartige Geschwülste auszuschließen.

Äußere Anwendung: Heilerdekompresse – kalt – einmal täglich – vierwöchige Kur.

Dr. Hruza, Kurklinik Maximilianbad, Bad Waldsee, hat 1977/78 die Ergebnisse seiner Brustwickeltherapie bekanntgegeben. Seine Anwendungen erfolgen dreimal wöchentlich. Heilerde-Paste wird messerdick auf die Brust aufgetragen und mit Leinentüchern für 20 bis 30 Minuten abgedeckt. Erfahrungsgemäß ist dann der Ton auf der Haut getrocknet. Dr. Hruza berichtet von spürbarer Erleichterung schon nach der ersten Anwendung. Heilerdeauflage kalt – für akute Spannung oder Schmerz. (Siehe ›Äußere Anwendung‹)

Ernährung: Wo auch immer die Gründe für eine Brustspannung liegen, es gilt, die Ernährung zu überdenken. Besonders in der Menopause ist eine Vollwertnahrung mit hohem Frischkostanteil wichtig. Essen Sie Sprossen! Wegen ihres hohen Enzymanteils stimulieren sie. Weizensprossen enthalten höchstdosiert natürliches Vitamin E, das ›Anti-Alter-Vitamin‹.

Durchfall (Diarrhöe)

Durchfall kann verschiedene Ursachen haben:
Darminfektion,
Darmentzündung,
Reizung durch zu starke Abführmittel,
Störung der Darmflora,
nervöse Störungen.
Durchfall jeder Art führt zu einem akuten Mineralverlust, den wir umgehend ausgleichen müssen. Heilerde ist nicht nur bewährtes Hausmittel gegen Durchfall, sondern sorgt auch für umgehende Remineralisierung.

Therapeutische Hilfe: Dauert der Durchfall länger als 24 Stunden, oder tritt Fieber auf, sofort einen Arzt aufsuchen!

Innere Anwendung: Heilerdewasser wird so oft wie möglich löffelweise eingenommen (max. 3 Gläser pro Tag), so daß die Erde fast permanent mit den infizierten Organen in Kontakt ist.

Äußere Anwendung: Je nach Schwäche des Patienten – wärmezuführende oder wärmeerzeugende Umschläge – zweimal täglich – auf den Bauch applizieren.
(Siehe ›Äußere Anwendung‹)

Ernährung: Sofortmaßnahme: Teefasten, 2 Tage. Nach Abklingen der Symptome erste Nahrung: Haferflocken, Zwieback und püriertes Karottengemüse.

›Als der Erste Weltkrieg ausbrach, zog der Hygieniker und Arzt Drigarski mit einem Armeekorps mit 2 Säcken Bolus Alba nach Frankreich. Nach der Marneschlacht traten bei den Truppen massenhaft ruhrähnliche Erkrankungen auf,

die durch Bolus so gut beeinflußt wurden, daß er mit Lastwagen von Deutschland geholt wurde.‹

Ekzem (Ekzema)

	Die Neigung zu Ekzemen ist oft angeboren. Auch allergische Reaktionen können der Grund für Ekzeme sein.
Anwendungen:	(Siehe ›Allergie‹)
	(Siehe ›Äußere Anwendung‹)
	In seiner Dissertation ›Über die äußere Behandlung von Hautkrankheiten mit Heilerde‹ beschreibt Dr. Heinz Dittmann seine Heilergebnisse: ›Auch zeigte die entzündlich infiltrierte Haut nach den Auflagen weniger Spannung; Schmerzen und Juckreiz werden gemildert, Rötungen verschwinden.‹

Schon 1938 schrieb der ›Ernährungspapst‹ M. O. Bruker sein Buch (Hippokrates-Verlag): ›Die biologische Behandlung chronischer Ekzeme‹. Er nennt Heilerde ›... das unentbehrlichste Mittel und in der Wirkung von keiner Salbe erreichbar‹.

Entgiftung – Entschlackung

Auch der biologisch genährte Mensch hat Stoffwechselgifte im Körper. Hinzu kommen Toxine aus Umwelt und Wasser. Smog! – Die innere Heilerdeanwendung ist Prophylaxe gegen die schädlichen Auswirkungen der Gifte.

Innere Anwendung:	Jeden Morgen auf nüchternen Magen und am Abend vor dem Schlafengehen je 1 Teelöffel Heilerde, in Wasser gelöst. Bei *akuter Vergiftung:* Spülungen mit Heilerdewasser – sofort –, damit das Gift nicht resorbiert werden kann – und sich umgehend in ärztliche Behandlung begeben.
Äußere Anwendung:	*(bei akuter Vergiftung)* Einlauf mit lauwarmem Heilerdewasser.

Nach Professor Dr. Martin Vogel besitzt Heilerde ein hohes Bindungsvermögen gegenüber den Darmgiften Indol, Putrescin, Cadaverin wie auch gegenüber den Alkaloiden Coffein, Nicotin, Atropin und Strychnin.

Furunkel – Karbunkel

	Schwere Form von Haarbalgentzündung durch Staphylokokken. Auf dem Höhepunkt der Entzündung zeigt sich in der Mitte der Schwellung ein Eiterpünktchen. Weitere Anzeichen: Schmerzen – Schwellung – evtl. Fieber mit Lymphknotenverdickung.
Therapeutische Hilfe:	*Dringend* einen Arzt aufsuchen, vor allem bei Furunkel oder Karbunkel im Kopfbereich. Heilerde ist wichtiges Zusatztherapeutikum.
Innere Anwendung:	Jeden Morgen auf nüchternen Magen und am Abend vor dem Schlafengehen je 1 Teelöffel Heilerde, in Wasser gelöst. 3-Wochen-Kur: Zusätzlich mittags, 1 Stunde vor dem Essen, 1 Teelöffel Heilerde, in Wasser gelöst, zur Mineralisie-

	rung, zur Anregung der Verdauung und zur Bindung der Stoffwechselgifte.
Äußere Anwendung:	Heilerdeauflage – kalt – dreimal täglich – 30 Minuten.
	Heilerdeumschlag – kalt – einmal täglich – 90 Minuten – zur Förderung der narbenlosen Verheilung.
	(Siehe ›Äußere Anwendung‹)
	Furunkel und Karbunkel dürfen *nie* mit heißen Umschlägen behandelt werden (zur sogenannten ›Reifung‹); es besteht die Gefahr, daß der Eiter nicht punktuell austritt, sondern sich im Gewebe verteilt und dieses infiziert.
Ernährung:	Als Sofortmaßnahme – Kurfasten oder strenge Rohkost, schließlich Ernährungsumstellung. Furunkel und Karbunkel sind Zeichen einer Fehlernährung.

Gelenkerkrankungen

Äußere Anwendung:	Akute oder chronische Erkrankungen, Rheuma – Arthritis – Arthrose, werden mit kalter Heilerde behandelt. Wir unterscheiden zwischen der kalten Heilerdeauflage (bei akuter Entzündung) und dem kalten Umschlag (bei chronischer Erkrankung). Beiden Behandlungen ist die starke Durchblutungsförderung gemein.
	Bei der Auflage erzeugt der Körper reaktive Wärme. Beim Umschlag entwickelt sich zwischen Tuch, Heilerde-Paste und Haut ein Wärmestau, der die Durchblutung entsprechend anregt und in die Tiefe wirkt.

(Siehe auch ›Arthritis‹, ›Arthrose‹, ›Rheuma‹)
(Siehe Kapitel ›Äußere Anwendung‹)

Gelenkerkrankungen entstehen überwiegend als Folge von Ablagerungen giftiger Stoffwechselprodukte. Prof. Dr. med. Vogel hat nachgewiesen, daß durch Heilerde der größte Teil der Darmgifte gebunden und ausgeschieden wird.

Innere Anwendung:	Jeden Morgen auf nüchternen Magen und am Abend vor dem Schlafengehen je 1 Teelöffel Heilerde, in Wasser gelöst.

Gicht

	›Das Zipperlein der Reichen‹ Folgeerscheinung erblicher Stoffwechselstörung und ›überfeinerter Ernährung‹ mit zu hohem Fleischanteil (Harnsäure!). Anzeichen: Lokale Rötung – Schwellung – manchmal Fieber.
Therapeutische Hilfe:	Wenden Sie sich an einen Mediziner, der mit Naturheilverfahren vertraut ist.
Innere Anwendung:	Jeden Morgen auf nüchternen Magen und am Abend vor dem Schlafengehen je 1 Teelöffel Heilerde, in Wasser gelöst. Dringend empfohlen zum Abbau der Stoffwechselgifte!
Äußere Anwendung:	Bei akuten Gichtanfällen – stets kalte Anwendung, bei chronischer Erkrankung – stets warme Anwendung. (Siehe ›Arthritis‹, ›Arthrose‹) (Siehe ›Äußere Anwendung‹)
Ernährung:	Fasten ist nötig und die Umstellung auf Vollwertnahrung mit hohem Rohkostanteil. Absolutes Verbot von Fleisch, Zucker, Kaffee und Alkohol.

Die ganzheitliche Felke-Kur ist bei Stoffwechselerkrankungen dieser Art eine entscheidende Hilfe.

Hämorrhoiden (Noduli)

Hämorrhoiden sind Erweiterungen der Mastdarmvenen, ›Krampfadern‹ des Mastdarms, und haben die gleichen Ursachen wie Varizen.
Anzeichen: Jucken – Brennen – später Schmerzen. Häufig kommt es automatisch zu einer Verstopfung, weil die Darmentleerung so schmerzhaft ist.

Therapeutische Hilfe: Dringend einen Arzt aufsuchen. Hämorrhoiden können leicht mit einer Geschwulst verwechselt werden.

Innere Anwendung: (Siehe ›Krampfadern‹)

Äußere Anwendung: Während akuter Phasen erleichtern Einläufe mit warmem Heilerdewasser den Stuhlgang. Vorsichtig applizieren!
Heilerdeauflagen – kalt – so dick wie möglich – zweimal täglich – 30 Minuten. (Siehe ›Äußere Anwendung‹)
Felke-Sitzbäder (siehe ›Anwendung‹) sind ideal, besonders bei Hämorrhoiden, die innen liegen.

Ernährung: (Siehe ›Verstopfung‹)

Hexenschuß (Lumbago)

Folgeerscheinung rheumatischer oder arthritischer Erkrankungen oder Zeichen eines Bandscheibenschadens.
Anzeichen: Schubartig auftretende Kreuzschmerzen.

Therapeutische Hilfe:	Heilerdeanwendung in Absprache mit einem Mediziner, der mit Naturheilverfahren vertraut ist.
Innere Anwendung:	Jeden Morgen auf nüchternen Magen und am Abend vor dem Schlafengehen 1 Teelöffel Heilerde, in Wasser gelöst.
Äußere Anwendung:	Heißer Umschlag – zweimal täglich – 30 Minuten – während der schmerzhaften Phase (siehe Kapitel ›Äußere Anwendung‹).

Später zur Heilung so oft wie möglich heiße Umschläge auf den Rücken.
(Siehe ›Äußere Anwendung‹)
Zusatzmaßnahme: Einreibung mit Johanniskraut- oder Kampferöl.

Insektenstiche

| Äußere Anwendung: | (Soforthilfe) Umgehend Heilerdeauflage – kalt; nach Annahme der Körpertemperatur wird die Auflage unverzüglich erneuert und die Behandlung bis zum Abschwellen fortgesetzt. |

Knochenbruch (Fraktur)

Als Sofortmaßnahme, zur Verhinderung einer Schwellung, kann Heilerde Erste Hilfe leisten. In der Nachbehandlung regt ihre Tiefenwirkung die Regenerierung des Gewebes an.

| Therapeutische Hilfe: | Röntgen (zur Diagnose)! – Ruhigstellung – Pflasterverband – Gips – Operation. |
| Innere Anwendung: | Jeden Morgen auf nüchternen Magen und am Abend vor dem Schlafengehen je |

	1 Teelöffel Heilerde, in Wasser gelöst, zur Mineralisierung, als notwendige Unterstützung der Knochenheilung.
Äußere Anwendung:	Sofort Heilerdeauflagen – kalt, so oft wie möglich.
Nachbehandelnd Heilerdeumschläge – lauwarm beginnend, später kalt – bis zu 90 Minuten – einmal täglich – ca. 3 Wochen lang.
Ernährung:	Der Knochenbruch ist keine Krankheit, aber eine schwere Behinderung. Nutzen wir die Zeit! Wir ›stolpern‹ nicht ohne Grund.
Diese erzwungene Zeit der Ruhe ist auch ideal zum Fasten und zur Gewöhnung an eine vollwertige Ernährung.

Krampfadern (Varizen)

	Im schwachen Bindegewebe erweitern sich Venen durch Blutstauungen zu Krampfadern.
Therapeutische Hilfe:	Bitte wenden Sie sich an einen Arzt, der mit Naturheilverfahren vertraut ist.
Innere Anwendung:	Jeden Morgen auf nüchternen Magen und am Abend vor dem Schlafengehen je 1 Teelöffel Heilerde, in Wasser gelöst.
3-Wochen-Kur: Zusätzlich mittags 1 Stunde vor dem Essen 1 Glas Heilerdewasser, zur Mineralisierung bzw. zur Stützung des Bindegewebes, zur Bindung von Stoffwechselgiften (Entschlackung).
Bei schweren Krampfadern sollte der örtlichen Anwendung eine Entschlackung vorausgehen (Heilerdewasser, Fasten,

strenge Rohkost). Heilerde hat die Eigenschaft, alle Gifte des Körpers zum akuten Geschehen hinzuleiten. Darum können verfrühte Auflagen die Venen zusätzlich belasten und eine Schwellung bewirken.

Äußere Anwendung: (während der Entschlackung) Heilerdekompresse – kalt – einmal täglich – 30 Minuten.
Später Heilerdeauflagen (siehe ›Anwendungen‹) – zweimal täglich bzw. nach Verträglichkeit.

Ernährung: (Siehe ›Verstopfung‹)

Sanftheit bestimmt das Tempo des Kranken bis zur Heilung. Geduld! Wer eine ganzheitliche Felke-Kur machen kann, wird größten Erfolg haben. Nichts wirkt günstiger auf die Flexibilität der Venen als das Felke-Sitzbad.

Prof. Dr. med. Karl Kötschau: ›Ich kenne kein Verfahren, das bei Krampfadern wirksamer wäre als der Lehmbrei. Der kalte Lehmbrei wird täglich für mindestens eine Stunde lang dick aufgestrichen, wobei möglichst die ganzen Beine, vielleicht sogar der ganze Unterkörper bestrichen werden. Die Wirkung tritt erst nach mindestens vier Wochen täglicher Anwendung auf, am besten in der trockenen Badewanne ...‹

Magenentzündungen

Folge von Übersäuerung (siehe auch ›Magenübersäuerung‹), Infektion, Vergiftung oder mangelhaftem Kauen der Nahrung.
Anzeichen: Magenschmerzen – Appetitlosigkeit – evtl. Erbrechen.

	Alle Magen- und Darmerkrankungen können seelisch bedingt sein.
Therapeutische Hilfe:	Sprechen Sie unbedingt mit einem Arzt, bevor die Magenentzündung chronisch oder zum Geschwür wird.
Innere Anwendung:	Heilerdewasser wird löffelweise über den Tag verteilt eingenommen (max. 3 Gläser) während der akuten Phase, zur Entspannung.
Ernährung:	(Siehe ›Durchfall‹)

Dr. Ernst Meyer-Camberg: ›Magenentzündungen beruhigen sich rasch und gut mit innerlichen Gaben von Heilerde. Bei Schleimhautentzündungen legt sich eine schützende Schicht über die Schleimhaut und verhindert weitere Reizungen und Störungen der Abheilungsvorgänge.‹

Magengeschwür

	Bei einem gestörten Magenmilieu (aggressive Faktoren steigen an – im Gegensatz zu schützenden) können Geschwüre entstehen.
Therapeutische Hilfe:	Heilerde kann Zusatztherapeutikum sein. Bitte sprechen Sie mit Ihrem Arzt darüber!
Anwendungen:	(Siehe ›Magenentzündungen‹) Besondere Anwendung: *Heilerde-Rollkur* Lauwarmes Heilerdewasser wird in kleinen Schlucken getrunken (2 Teelöffel Heilerde auf ¼ Liter Wasser). Der Patient legt sich 5 Minuten auf die rechte Seite, dann 5 Minuten auf den Rücken, anschließend 2 Minuten auf die linke Seite und 5 Minuten auf den Bauch.

Die Heilerde kann dank dieser Drehbewegung alle entzündeten und gereizten Bereiche umfließen und ihre heilende Wirkung entfalten.

Magenübersäuerung (Hyperazidität)
Magenuntersäuerung (Subazidität)

	Eine krankhafte Steigerung der Säurewerte des Magensaftes äußert sich meistens in Sodbrennen, Magendrücken, evtl. Erbrechen.
	Heilerde bindet die überschüssige Säure bis zum physiologischen Gleichgewicht.
	Heilerde bindet Basen und wirkt somit auch der Magenuntersäuerung entgegen.
Therapeutische Hilfe:	Bitte sprechen Sie mit einem Arzt, der mit der Naturheilkunde vertraut ist.
Innere Anwendung:	Jeden Morgen auf nüchternen Magen und am Abend vor dem Schlafengehen je 1 Teelöffel Heilerde, in Wasser gelöst.
	Nach Bedarf auch mittags 1 Stunde vor dem Essen ein Glas Heilerdewasser.
Ernährung:	Die Magensaftproduktion wird erhöht durch Röststoffe, Nikotin, Alkohol, scharfe Gewürze. Entsprechend stellen wir unsere Ernährung um.

Der französische Heilerde-Spezialist Dr. Donadieu (siehe Bibliographie) hat sowohl anti-saure als auch anti-basische Wirkung der Heilerde nachgewiesen. Er spricht von einer amphoteren Wirkung der Erde (amphoter bezeichnet die Fähigkeit, sowohl Basen als auch Säuren binden zu können). Dadurch kann sie den pH-Wert im Magen- und

Darmtrakt erhalten, der für das Funktionieren der Darmflora verantwortlich ist.

Mandelentzündung (Angina tonsillaris)

Als Folge von Erkältungen können sich Gaumenmandeln entzünden.

Anzeichen: Rötung und Schwellung der Mandeln – Schluckbeschwerden – belegte Zunge – Kopf- und Gliederschmerzen.

Therapeutische Hilfe:
Bei hohem Fieber ist die Behandlung durch einen Arzt notwendig; Heilerde ist wichtiges Zusatztherapeutikum.

Äußere Anwendung:
Zur Unterstützung der ärztlichen Maßnahmen gurgeln wir mit Heilerdewasser (siehe ›Anwendung‹), zur Bindung der Bakterien, zur Abschwellung.

Heilerdeumschlag – kalt – 2 bis 3 cm dick – 30 Minuten – dreimal täglich, um den Hals, möglichst auch in der Nacht.

Wadenumschläge: Nur bei sehr hohem Fieber.

Diese Form der Therapie senkt nur die Temperatur, nicht aber die Konzentration der sich bildenden Abwehrfaktoren.

Migräne (Hemikranie)

Einer der wenig genannten, aber nach Prof. Vogel häufigsten Gründe für diese manchmal unerträglichen, vorwiegend halbseitigen Kopfschmerzen ist die innere Selbstvergiftung durch den Darm.

Therapeutische Hilfe:
Unterstützen Sie die Heilerdebehandlung durch Akupunktur! – und durch gezielte

	Entspannungsübungen (z. B. autogenes Training).
Innere Anwendung:	Jeden Morgen auf nüchternen Magen und am Abend vor dem Schlafengehen je 1 Teelöffel Heilerde, in Wasser gelöst, zur Bindung der Stoffwechselgifte und zur Anregung der Verdauung.
Äußere Anwendung:	(in akuten Phasen, wenn es der Schmerz zuläßt) Heilerdeauflagen abwechselnd auf Stirn und Nacken – kalt; nach 20 Minuten erneuern. Diese Anwendung entkrampft augenblicklich.
Ernährung:	(Siehe ›Verstopfung‹)

Die ganzheitliche Felke-Kur wirkt allen möglichen Ursachen einer Migräne entgegen: Regulationsstörungen hormoneller, vegetativer Art, Stoffwechselstörungen, Herz- und Kreislaufstörungen.

Mineralmangel

	Einseitige Ernährung, geschädigte Darmflora (also: Die Nahrung kann nicht richtig ausgewertet werden), Blutverlust (Menstruation), Schwangerschaft sowie Abführmittelmißbrauch führen zu Mineralmangel. Anzeichen: Leistungsabfall, Konzentrationsschwäche, Müdigkeit, Kopfschmerz, fahle und trockene Haut, Haarausfall, brüchige Nägel.
Innere Anwendung:	Jeden Morgen auf nüchternen Magen und am Abend vor dem Schlafengehen je 1 Teelöffel Heilerde, in Wasser gelöst (auch für Kinder in der Pubertät – halbe

	Dosierung), zur Zufuhr der wichtigsten Basen von Eisen, Aluminium, Kalzium, Magnesium, Kalium und Natrium.
Äußere Anwendung:	Vollbäder mit dem Zusatz von Heilerde ermöglichen eine Mineralaufnahme über die Haut. (Siehe ›Äußere Anwendungen‹)
Ernährung:	Die Vollwertnahrung mit hohem Rohkostanteil liefert dem geschwächten Körper aufbauende Mineralien (siehe ›Die Mineralien der Heilerde‹).

Munderkrankungen

	Bei Mundschleimhautentzündung, Mundgeruch und Zahnfleischentzündungen ist häufiges Spülen mit Heilerdewasser Erste Hilfe und wirkt entzündungshemmend.
Therapeutische Hilfe:	Suchen Sie mit Ihrem Arzt die Ursache der Störung!
Äußere Anwendung:	Spülen Sie mehrmals täglich Ihren Mund mit Heilerdewasser!
Innere Anwendung:	Täglich, zur Mineralisierung, Heilerdewasser. (Siehe ›Anwendungen‹)

Nagelbetterkrankung (Panaritium)

Durch einen Erreger kann eine anfänglich harmlos erscheinende kleine Wunde zur Entzündung des Nagelbetts werden.
Anzeichen: Pochender Schmerz – rasche Entwicklung eines Eiterherdes – Schwellung.

Therapeutische Hilfe:	Bei schwerem Verlauf einen Arzt aufsuchen.
Äußere Anwendung:	Hier gehen der Heilerdebehandlung folgende Anwendungen voraus: Die Entzündung wird mit einer heißen Paste aus gemahlenem Bockshornklee (2 Eßlöffel) zur Reifung gebracht. Nach einem Bad in Kamillensud wird kalte Heilerde-Paste aufgetragen. Alle 20 Minuten erneuern! Kältereiz, entzündungshemmende und gewebeerneuernde Wirkung der Erde führen bei konsequenter Durchführung zur narbenlosen Verheilung.

Ödeme

Je nach ihrer Ursache findet sich die krankhafte Wasseransammlung an verschiedenen Körperstellen. Ödeme können Zeichen eines gestörten Elektrolytstoffwechsels sein.

Therapeutische Hilfe:	Das Grundleiden muß von einem Arzt festgestellt werden. Heilerde ist Zusatztherapeutikum.
Äußere Anwendung:	Heilerdeauflage – kalt – 1 cm dick – muß zur Steigerung des Wasserentzugs auf der Haut trocknen. Nachwirkung: Rötung – starkes Schwitzen.

Pseudo-Krupp

Wissenschaftlich konnte endlich nachgewiesen werden, daß die Entstehung der Kinderkrankheit Pseudo-Krupp durch verschmutzte, vergiftete Luft entscheidend begünstigt wird. Heilerde hilft die Symptome lindern und kann Prophylaxe sein.

Therapeutische Hilfe:
Innere Anwendung: Sagen Sie Ihrem Arzt, daß Sie Heilerde als Zusatztherapeutikum gewählt haben. Jeden Morgen auf nüchternen Magen und am Abend vor dem Schlafengehen je ½ Teelöffel Heilerde, in Wasser gelöst.

3-Wochen-Kur: Zusätzlich mittags, 1 Stunde vor dem Essen, ½ Teelöffel Heilerde, in Wasser gelöst, zur Bindung der inhalierten Gifte und – wichtig! – zur Mineralisierung.

Äußere Anwendung: Heilerdeumschlag – warm – auf die Brust – ca. 30 Minuten – einmal täglich, bei Anfällen häufiger – zur Entkrampfung und Beruhigung des kleinen Patienten.

Ernährung: Vorsicht mit allen Zuckersachen, die bekannterweise Vitaminräuber sind und durch diese Entkräftung das Kind noch anfälliger machen. Vorwiegend Frischkost zum Aufbau körpereigener Abwehrkräfte. Ungesäuerte Milch kann die Verschleimung fördern!

Schleimbeutelentzündung (Bursitis)

Der Schleimbeutel hält Gleitstoff für die Gelenke bereit. Durch Überbeanspruchung oder bei einer Verletzung kann sich der Beutel entzünden.

Anzeichen: Schwellung – Rötung – Schmerz – manchmal Fieber.

Therapeutische Hilfe: Heilerdeanwendung in Absprache mit ei-

	nem Mediziner, der mit Naturheilverfahren vertraut ist.
Innere Anwendung:	Jeden Morgen auf nüchternen Magen und am Abend vor dem Schlafengehen je 1 Teelöffel Heilerde (in Wasser gelöst).
Äußere Anwendung:	Zunächst, zur Beruhigung, Heilerdeumschlag – heiß – ca. 30 Minuten – dreimal täglich – 3 Tage lang; dann, zur Durchblutung und Tiefenwirkung, Heilerdeumschlag – kalt – 90 Minuten – einmal täglich.

Schuppenflechte (Psoriasis vulgaris)

	Degenerative Veränderung der Haut. Anzeichen: Entzündlich gerötete Flecken – Schüppchen (meist an Kreuzbein, Ellenbogen oder Knie).
Therapeutische Hilfe:	Heilerdeanwendung in Absprache mit einem Mediziner, der mit Naturheilverfahren vertraut ist.
Innere Anwendung:	Jeden Morgen auf nüchternen Magen und am Abend vor dem Schlafengehen je 1 Teelöffel Heilerde, in Wasser gelöst, zur Bindung von Stoffwechselgiften. 3-Wochen-Kur: Zusätzlich mittags 1 Glas Heilerdewasser 1 Stunde vor dem Essen.
Äußere Anwendung:	Heilerdeauflagen (je nach individueller Einschätzung mild/stark) – kalt – bis zur Antrocknung – ein- bis zweimal täglich. Heilerdekompresse, ›Lehmhemd‹, sind Anwendungen für die Nacht (siehe ›Anwendung‹).
Ernährung:	Es wird vermutet, daß die Schuppenflechte eine Störung des Fettstoffwechsels anzeigt. Eine Umstellung auf Vollwertnah-

rung mit hohem Rohkostanteil ist unumgänglich.

Dr. Heinz Dittmann bestätigt die Wirksamkeit der Heilerde bei der Schuppenflechte in seiner Dissertation (1940) (siehe Bibliographie).

Sehnenscheidenentzündung (Tendovaginitis)

Durch Überanstrengung entzündete Kanäle, in denen die Sehnen teilweise verlaufen.
Anzeichen: Schwellung – Rötung – Schmerzen.

Therapeutische
Hilfe: In jedem Fall konsultieren wir einen Arzt.
Äußere Bei der Sehnenscheidenentzündung ohne
Anwendung: Eiterung – wärmeausleitende Heilerde-Auflage – kalt – dreimal täglich – 30 Minuten für mindestens 10 Tage (siehe ›Anwendungen‹).

Sportverletzungen

Muskelverspannung
Zerrung
Verstauchung
Prellung – Bluterguß
Quetschung
Knochenbruch (siehe entsprechende Indikation)
Schnelle Reaktionen sind wichtig beim Sport – ebenso bei Sportverletzungen. Wer sich hier die Wirkung der Heilerde umgehend zunutze macht, wird sich

	Schmerzen ersparen und die Behandlungszeit verkürzen.
Therapeutische Hilfe:	Bei Verletzung und Schmerzintensität suchen wir einen Arzt auf.
Äußere Anwendung:	Muskelverspannung und Zerrung Heilerdeumschlag – heiß – dreimal täglich – mindestens 10 Tage. Verstauchung, Quetschung, Prellung Heilerdeauflage – kalt – so oft wie nötig – nach Erwärmung durch den Körper muß gewechselt werden. Die Kältewirkung kann erhöht werden, wenn die Heilerde vorgekühlt wird.

Unterschenkelgeschwür (Ulcus cruris)

	Das ›offene Bein‹ beginnt mit einer winzigen Verletzung und kann sich bis auf den Knochen durchfressen.
Therapeutische Hilfe:	Das hartnäckige Geschwür kann in Absprache mit einem Arzt erfolgreich mit Heilerde behandelt werden.
Innere Anwendung:	Jeden Morgen auf nüchternen Magen und am Abend vor dem Schlafengehen je 1 Teelöffel Heilerde, in Wasser gelöst. Während der akuten Phase zusätzlich mittags 1 Glas Heilerdewasser, zur Mineralisierung (Bindegewebsstärkung) und zum Abbau von Stoffwechselgiften.
Äußere Anwendung:	Die offene Wunde wird zur Granulierung mit keimfreier Heilerde eingepudert. Heilerdeauflage – kalt – 1 bis 3 cm dick – dreimal täglich – je nach Verträglichkeit ca. 30 Minuten (siehe ›Anwendung‹). Kalter Heilerdeumschlag nachts. Regelmäßige Heilerdeumschläge im Rah-

men einer Dauertherapie stabilisieren Haut und Venen.

Venenentzündung (Phlebitis)

Die Entzündung einer oder mehrerer Venen entsteht durch Bakterien, oft bei Venen, die schon zu Krampfadern verändert sind.
Anzeichen: Rötung – Verdickungen – stechender Schmerz.

Therapeutische Hilfe:	Emboliegefahr! Dringend einen Arzt aufsuchen! Heilerde ist schmerzlinderndes Zusatztherapeutikum.
Innere Anwendung:	(Siehe ›Krampfadern‹)
Äußere Anwendung:	Heilerdeauflage – kalt – Dicke bis auf 3 cm steigern – dreimal täglich – bis zur Heilung.
Ernährung:	(Siehe ›Verstopfung‹)

Die Felke-Kur ist eines der besten Mittel zur Stabilisierung der Venen und um weiteren Venenentzündungen vorzubeugen.

Verbrennung – Verätzung

Leichte Verbrennungen werden sehr erfolgreich mit Heilerde behandelt. Dr. Ernst Meyer beschreibt in dem Buch ›Heilerde, Anwendung und Wirkung‹ mit eindrucksvollen Fotos die narbenlose Verheilung starker Verätzungen und Verbrennungen (1. und 2. Grades).

Therapeutische Hilfe:	Heilerdebehandlung nach der Primärkühlung durch Wasser bzw. Eis; schwere Verbrennungen und Verätzungen gehören in die Hand eines Arztes.
Innere Anwendung:	Jeden Morgen auf nüchternen Magen und am Abend vor dem Schlafengehen je 1 Teelöffel Heilerde, in Wasser gelöst. Je nach Schwere der Verbrennung zusätzliche Einnahme von Heilerde mittags, zur Mineralisierung.
Äußere Anwendung:	So schnell wie möglich! Heilerdeauflage – kalt – 3 cm dick – sobald die Kühlung nachläßt, die Auflage erneuern. Je nach Verbrennungsgrad sollte die Wunde vor der Auflage mit Gaze abgedeckt werden. Die Auflagen werden bis zur völligen Verheilung dreimal täglich 30 Minuten angebracht.
Besonderes:	Bei Verbrennungen an Händen und Füßen ist es praktisch, die Heilerde in Form eines Teilbades anzuwenden (Heilerdepaste in einem Porzellangefäß).

Dr. Ernst Meyer-Camberg: ›*Bei Verbrennungen und Verätzungen werden von der Heilerde die giftigen Zerfallprodukte des Eiweißes schnell sorbiert.*‹

Verstopfung (Obstipation)

Schlackenarme Kost,
Bewegungsmangel,
Störungen der Darmflora (z. B. durch Antibiotika),

Selbstvergiftung des Darms (führt zu Stauungen und Verkrampfungen), sind die häufigsten Gründe für chronische Verstopfung.
Anzeichen: Blähungen – Appetitlosigkeit – Kopfschmerz.
Folgen dieser Stauung: Krampfadern – Hämorrhoiden – Venenentzündung.

Therapeutische Hilfe:
Innere Anwendung:
Sprechen Sie mit einem Naturheilkundler über die Regenerierung Ihrer Darmflora!
Zunächst mildes Heilerdewasser – dreimal täglich – 1 Woche (siehe ›Anwendung‹),
dann jeden Morgen auf nüchternen Magen und am Abend vor dem Schlafengehen je 1 Teelöffel Heilerde, in Wasser gelöst.
Der zur Verstopfung neigende Patient sollte grundsätzlich die Heilerde mit einem Drittel mehr Wasser aufschwemmen.

Die Darmgifte werden von Heilerde gebunden, die Verkrampfung löst sich. Die Erdpartikel üben einen mechanischen Reiz auf Magen- und Darmschleimhäute aus und sind Ballaststoff. Diese Mikromassage fördert die Sekretion und leitet die Darmentleerung ein.

Äußere Anwendung:
Ernährung:
Bei akuter Verstopfung einmaliger Heilerdeeinlauf (siehe ›Anwendung‹).
Wir achten auf ballaststoffreiche Vollwertnahrung mit hohem Rohkostanteil und fördern die Enzymzufuhr mit Sprossen und Keimen. Lernen wir das 12-Tage-Kraut einsetzen – es liefert die für die Verdauung notwendigen Bitterstoffe und ätherischen Öle in Chlorophyll gebunden.

Die geruchbindende Wirkung der Heilerde verhindert unangenehmen Geruch aus Mund und Darm.

Wunden, eiternde und nässende

	Bei eiternden und nässenden Wunden wirkt Heilerde rasch reinigend und abheilend.
Therapeutische Hilfe:	Je nach Art der Verletzung benötigen wir ärztliche Hilfe.
Äußere Anwendung:	Frische Wunden sofort einpudern, zur Granulation und Anregung der Bindegewebsbildung.
	Heilerdeauflage – kalt – zwei- bis dreimal täglich – 20 Minuten – zur Entschwellung, zur Bakterienhemmung und zur Entsäuerung des Gewebes.
	Heilerdeumschläge – kalt – einmal täglich – 90 Minuten, zur narbenlosen Verheilung.
Ernährung:	Kurzes Fasten oder strenge Rohkost unterstützen den Heilungsprozeß.

Nachwort zu den Indikationen

Der Anwendungsbereich der Heilerde ist weit größer, als diese Indikationen es beschreiben.
Durch Binden von Stoffwechselgiften und Tiefenwirkung werden Organe regeneriert, die Arbeit der Drüsen harmonisiert und schlafende Energien geweckt.
Resultate lassen Wirkungen erkennen, die unglaublich scheinen.
Kritische Stimmen werden daran gemessen werden.

›*Sollte ich mit diesen Seiten das große Glück haben, die Aufmerksamkeit eines Biochemikers und Physiologen zu erregen und ihn zu einer Untersuchung der betreffenden Probleme anzuregen, fühlte ich mich aufs höchste belohnt für die Schwierigkeiten und die Zeit.*‹

(Berthold Laufer – Anthropologe)
(Siehe Quellennachweis)

›... und Gott schuf den Menschen aus Ton‹

Lelia Coyne, Chemikerin am Ames Research Center der amerikanischen Weltraumbehörde Nasa, hat die Frage nach der Entstehung des Lebens neu aufgeworfen: Über 50 Jahre galt die Vorstellung, die ersten primitiven Zellen hätten sich in den frühen Ozeanen gebildet – aus in der ›Ursuppe‹ gelösten organischen Molekülen und dank der Energie von Gewitterblitzen. Die Nasa-Chemikerin glaubt nun Indizien dafür gefunden zu haben, daß ›Gott der Herr‹ wenn schon nicht den Menschen, so doch die Urformen des Lebens ›aus einem Erdklumpen‹ (1. Buch Mose) geschaffen hat.

Lehm, so entdeckte Lelia Coyne, biete zwei wichtige Voraussetzungen für die Entstehung von großen Eiweißmolekülen – Baustoff allen Lebens – aus Aminosäuren: Zum einen vermag Lehm Energie besser zu speichern und abzugeben als Wasser, zum anderen beschleunigt Ton unter günstigen Bedingungen als Katalysator die Verknüpfung von Aminosäuren zu komplexeren Molekülen.

Der Spiegel, Nr. 19/1985

Jeder, der mein Buch um neue Erkenntnisse mit Heilerde ergänzen möchte, kann mir schreiben. Vor allem ältere Menschen, deren Wissen verlorengeht, bitte ich herzlich, mit ihrem Beitrag die Erfahrungswissenschaft zu vertiefen
Rose-Marie Nöcker
Weissenburgstraße 52
4000 Düsseldorf 30

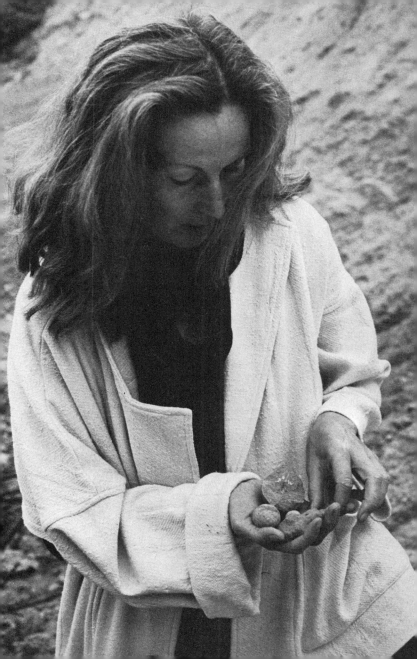

Bibliographie:

Dr. Paavo Airola, *How to Get Well,* Health Plus Publishers, Phoenix, Arizona: 1974

B. Anell / S. Lagercrantz, Geophagical Customs, in: *Studia Ethnographica Upsaliensia.* XVII, Uppsala: 1958

Lotte Bösel-Korge, *Mein Kind ist krank, was tun? Altbewährte und moderne Heilungsmöglichkeiten auf naturgemäßer Basis,* Walter Hädecke Verlag, Weil der Stadt

Max-Otto Bruker, *Die biologische Behandlung chronischer Ekzeme,* Hippokrates-Verlag 1938

ders. *Unsere Nahrung – unser Schicksal,* Bio-Verlag Gesund leben

Fritjof Capra, *Wendezeit,* Scherz Verlag, Bern, München, Wien: 1982

Raymond Dextreit, *L'Argile qui guérit,* Paris: 1967

ders. *Our Earth, our cure,* Brooklyn, N.Y.: 1974

H. Dhonau / Th. Menschel / G. Schlau / W. Schulz, *Die Felke-Kur, Schriftenreihe der Ärztlichen Arbeitsgemeinschaft für Felke-Therapie,* Verlag Waldemar Kramer, Frankfurt am Main: 1975, Heft 1–8

Heinz Dittmann, *Über äußere Behandlung von Hautkrankheiten mit Heilerde* (Diss.), Berlin: 1940

Dr. Yves Donadieu, *L'argile,* Paris: 1980

Christian Gottfried Ehrenberg, *Mikrogeologie. Das Erden und Felsen schaffende Wirken des unsichtbar kleinen selbständigen Lebens auf der Erde,* Leipzig: 1854

Dr. med. Martin Furlenmeier, *Mysterien der Heilkunde,* Th. Gut & Co. Verlag, Stäfa: 1981

Heilerde-Gesellschaft Luvos Just (Hrsg.), *Adolf Justs Luvos-Heilerde,* Blankenburg i. Harz: 1939

Heusinger, *Die sogenannte Geophagie oder tropische Chlorose als Krankheit aller Länder und Klimate,* Kassel: 1852

K. Hruza, ›Mastodynie und Mastopathie im Rahmen gynäkologischer Badekuren‹, in: *Der Frauenarzt* 5/1981

Alexander von Humboldt, *Ansichten der Natur,* Stuttgart: 1859

Prof. Dr. Hermann Jung, *Heilerde – Anwendung und Wirkung,* Hippokrates-Verlag, Stuttgart

Adolf Just, *Kehrt zur Natur zurück*, Proterra Selbstverlag, Blankenburg: 1930

Dr. phil. Rudolf Kunze / Prof. Dr. med. Martin Vogel, ›Über Wesen und Wirkungen von Heilerden‹ (Auszüge) in: *Der Balneologe*, 1936, Heft 2

Kurt Langbein u. a., *Gesunde Geschäfte – Die Praktiken der Pharma-Industrie*, Köln: 1981

S. Langdon, *Le Poème sumérien du Paradis, du Déluge et de la Chute de l'homme*, Paris: 1919

ders.: *Semitic Mythology*, Boston: 1931

Berthold Laufer, ›Geophagy‹, in: *Anthropological Series*, Volume XVIII, No. 2, Field Museum of Natural History, Chicago: 1930

Hans-Rudolf Locher / H. O. Friedrich, *Lehm/Moor-Kohlblatt*, Verlag Volksgesundheit, Zürich

Alfons Menschel, *Ein gesunder Tageslauf in der Felke'schen Lebensweise*, Verlag Waldemar Kramer, Frankfurt am Main

Dr. med. Ernst Meyer-Camberg, *Luvos-Heilerde*, Heilerde-Gesellschaft Luvos Just GmbH & Co., Friedrichsdorf: 1981

Rose-Marie Nöcker, *Makrobiotische Küche*, Heyne-Verlag, München: 1980

dies., *Sprossen und Keime*, Heyne-Verlag, München: 1981

dies., *Körner und Keime*, Heyne-Verlag, München: 1983

dies., *Gesundheit aus dem Zimmergarten*, Heyne-Verlag, München: 1984

Bertel Nyberg, *Kind und Erde*, Helsinki: 1931

Dr. André Passebecq, *L'argile pour votre santé*, St. Jean de Braye: 1978

Kurt Pollack, *Wissen und Weisheit der alten Ärzte*, Düsseldorf und Wien: 1968

Theron G. Randolph, *Allergien: Folgen von Umweltbelastung und Ernährung*. Verlag C. F. Müller, Karlsruhe: 1984

B. Römer, ›The Use of Argill Earth as Medicament‹, in: *Medical Anthropology*, S. 269–277

H. P. Rusch, *Bodenfruchtbarkeit*, Haug-Verlag: *1980*

Günther Stahl, ›Die Geophagie‹, in: *Zeitschrift für Ethnologie 63*, 1932, S. 347–374

Günther Stolzenberg, *Der Just-Jungborn*, Verlagsgenossenschaft der Waerland-Bewegung eGmbH, Mannheim

Julius Stumpf, *Über ein zuverlässiges Heilverfahren bei der asiatischen Cholera, sowie bei schweren infektiösen Brechdurchfäl-*

len und über die Bedeutung des Bolus bei der Behandlung gewisser Bakterienkrankheiten, A. Steuber's Verlag, Würzburg: 1906

Peter Tompkins / Christopher Bird, *Das geheime Leben der Pflanzen,* Frankfurt: 1982

Georg Anton Volkmann, *Silesia Subterranea,* Leipzig: 1720, Fol. 3

Berthold Wulf, *Geheimnisvolle Erde,* Verlag Die Kommenden, Freiburg i. Br.: 1980

Register

Absorption 82
Adolphus Occo 50
Adsorption 82
Agricola 50
Ali Ibn Mohammed 20
Anell, B. 91
Arabischer Stein 47
Artemis 88
Assischer Stein 47
Auripimento 47
Avicenna 20

Beierfelder Siegelerde 55
Bockelius 50
Bolus Alba 82, 202

Cassellische Erde 58

Dioskurides 18
Deutsche Siegelerden 54

Eisen 133
Empedokles 17
Erdessen 92
Erde von Tripoli 48

Felke-Bad 160, 165
Felke, Emanuel 77, 181
Felke-Therapie 181

Gäa 87
Galenus 19
Gegenanzeigen 154, 155
Geophagie 91
Glosso Petra 48
Goldberger Siegelerde 55

Heilerden vom Altertum bis zum Mittelalter 28
Hephaistos 87
Heusinger 91
Hildegard von Bingen 20
Hippokrates 16
Humboldt, Alexander von 92, 97, 103
Hygieia 15

Ibn al-Baitār 20, 105

Just, Adolf 75, 181

Kalium 135
Kalzium 133
Kaolin 202
Kneipp, Sebastian 74
Kräuterzusätze 174
Kunze, Rudolf 130
Kupfer 135

Lac Lunae 43
Lagercrantz, S. 91, 119
Laubacher Siegelerde 58
Laufer, Berthold 91, 246
Lemnische Erde 87
Liegnitzer Siegelerde 55
Löß 79, 90, 125, 131
Luvos 79, 90, 127

Magnesium 134
Montanus 51
Moor 129
Morochtosstein 47
Mosychlos 89

Natrium 134

Panakeia 15
Paracelsus 50
Pettenkofer, Max von 52
Philoktet 87, 88
Plinius 18, 109

Ratschläge zur äußeren
  Anwendung 169
Rochlitzer Steinmark 56

Sandarach 47
Schlangenaugen 48
Schulz, Johannes 51
Seichauer Siegelerde 55
Silizium 132
Sorption 82, 145
Stahl, Günther 91
Steine 47
Steinmark-Erde 56
Striegauer Siegelerde 54
Stumpf Julius 72

Terra Aegyptica 38
Terra Al-Nagl 44
Terra Ampelitis 36
Terra Antiscorbutica 44
Terra Armenica 30

Terra Bologna 42
Terra Chia 37
Terra Cimolia 38
Terra d'Elba 28
Terra della Madonna di
  Mondovi 41
Terra Egizia 41
Terra Eritrea 37
Terra Gasul 44
Terra Gran Duca 41
Terra Hierosolymitica 34
Terra Japonica 44
Terra Lemnia 29
Terra Marga 41
Terra Melia 36
Terra Melitensis 34
Terra Pietra d'Olmeta 41
Terra Rubra 43
Terra Samia 33
Terra Selinusia 40
Theophrast 17
Thompkins, Peter 209

Übersäuerung/Unter-
  säuerung 145

Veldener Siegelerde 56
Vogel, Martin 130

**Über alle bei Heyne erschienenen Kochbücher
informiert ausführlich das Heyne-Gesamtverzeichnis.
Sie erhalten es von Ihrer Buchhandlung
oder direkt vom Verlag.**

**Wilhelm Heyne Verlag, Postfach 20 12 04,
8000 München 2**

HEYNE KOCHBÜCHER

Gesunde Küche und Biokost im Heyne-Taschenbuch.

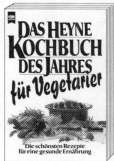

07/4568

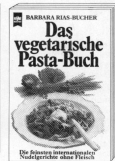

07/4552

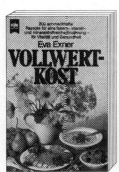

07/4454

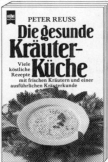

07/4495

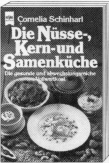

07/4559

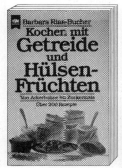

07/4459

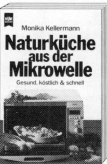

07/4498

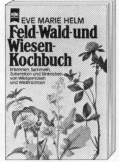

07/4295

HEYNE KOCHBÜCHER

Natürliche Küche, Biokost und Diätkochbücher im Heyne-Taschenbuch.

Helmut Anemueller
Die richtige Schlankheitsdiät
07/4078 – DM 5,80

Mireille Ballero
Die besten vegetarischen Gerichte aus aller Welt
07/4321 – DM 7,80

Connie Berman/Susan Katz
Das Joghurt-Kochbuch
07/4294 – DM 5,80

Dr. Anne Calatin
Die Rotations-Diät
07/4475 – DM 7,80

Erika Casparek-Türkkan
Die Original Reis-Diät
07/4491 – DM 7,80

Judith Corlin/Mary Susan Miller
Das Rezeptbuch zur berühmten Scarsdale-Diät
07/4441 – DM 7,80

Ilse Sibille Dörner
FdH – die einzig wahre Diät
07/4429 – DM 7,80

Eva Exner
Kochen mit Milch, Quark und Joghurt
07/4082 – DM 5,80
100 verschiedene Schlankheitsdiäten
07/4129 – DM 5,80
Heyne-Kalorien-Tabelle
07/4199 – DM 5,80
Die biologische Küche
07/4298 – DM 5,80
Biologisch backen
07/4396 – DM 6,80
Vollwertkost
Mit Farbfotos
07/4454 – DM 7,80

Eva und Susanne Exner
Kalorien- und Kohlenhydrate-Tabelle
07/4468 – DM 6,80

Ilse Froidl
Vegetarische Küche
07/4080 – DM 6,80

Chantal Gallo
Gesunde Körner-Kost
07/4424 – DM 7,80

Dr. Luis Guerra
Bio-Diät
07/4406 – DM 6,80

Eve Marie Helm
Feld-, Wald- und Wiesen-Kochbuch
Mit Farbfotos
07/4295 – DM 12,80

Friederun Köhnen
Die richtige Magen- und Darmdiät
07/4150 – DM 5,80

Dr. med Antje Katrin Kühnemann
Die Kühnemann-Diät
07/4343 – DM 6,80
Trenn-Kost
07/4435 – DM 7,80

L. Mar/A. Hoff
Die richtige Leber- und Galle-Diät
07/4095 – DM 5,80

Dr. Micklinghoff-Malten
Schlemmereien für Diabetiker
07/4116 – DM 5,80

Rose-Marie Nöcker
Makrobiotische Küche
07/4288 – DM 5,80
Sprossen und Keime
07/4325 – DM 5,80
Körner und Keime
07/4362 – DM 7,80
Gesundheit aus dem Zimmergarten
07/4404 – DM 6,80

Jane O'Brien
Das Tofu-Kochbuch
07/4421 – DM 6,80

Peter Reuss
Kochen mit Wildpflanzen
07/4292 – DM 5,80
Das Soja-Kochbuch
07/4466 – DM 7,80
Das Quark-Kochbuch
07/4477 – DM 8,80

Preisänderungen vorbehalten.

**Wilhelm Heyne Verlag
München**

HEYNE KOCHBÜCHER

Natürliche Küche, Biokost und Diätkochbücher im Heyne-Taschenbuch.

Barbara Rias-Bucher
Kochen mit Getreide und Hülsenfrüchten
Mit Farbfotos
07/4459 - DM 7,80

Die gesunde Reisküche
Mit Farbfotos
07/4467 - DM 7,80

Die korn(kern)gesunde Roggenküche
07/4489 - DM 7,80

Gini Rock
Biokost
07/4375 - DM 6,80

Die Grüne Küche
Mit Farbfotos
07/4400 - DM 8,80

Die gesunde Honigküche
07/4433 - DM 6,80

Julie Sahni
Das große vegetarische indische Kochbuch
07/4480 - DM 14,80

Rosel Siegel-Bernshausen
Neue Rezeptvorschläge für Diabetiker
07/4353 - DM 5,80

Renate Spaetgen
Bäckereien und Süßspeisen für Diabetiker
07/4283 - DM 5,80

Was hat wieviele Kalorien?
07/4340 - DM 4,80

Chris Stadtlaender
Bio-Süßigkeiten zum Selbermachen
07/4417 - DM 7,80

Gesunde Entschlackungskost
07/4445 - DM 7,80

Hermann Tarnower/Samm Sinclair Baker
Die Scarsdale-Diät
07/4350 - DM 8,80

Weight Watchers Kochbuch
Mit Farbfotos
07/4458 - DM 9,80

Weight Watchers Kochbuch Nr. 2
Schlank mit Elan
Mit Farbfotos
07/4483 - DM 9,80

Tama Yakiro
Fernöstliche Schlankmacher
07/4397 - DM 6,80

Anni Voss
Köstliches für Diabetiker
07/4420 - DM 7,80

Marlis Weber
Naturküche
Mit Farbfotos
07/4443 - DM 9,80

Preisänderungen vorbehalten.

Wilhelm Heyne Verlag München

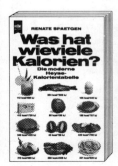
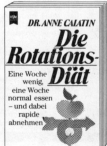
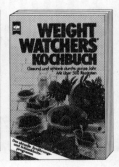

Die ältesten Arzneimittel

Heilerden gehören zu den ältesten Arzneimitteln der Welt und waren schon im Altertum unter der Bezeichnung »HEILENDE ERDEN« bekannt.

Mit der heutigen Rückbesinnung auf natürliche Heilmittel gewinnt die **Heilerde-Anwendung** zunehmend an Bedeutung.

Deshalb werden heute nationale und regionale **Heilerden** in aller Welt – in West und Ost – angewendet.

Luvos-Heilerde wird nunmehr seit über 65 Jahren in der gleichen Form und Zusammensetzung hergestellt und in allen Fachverkaufsstellen geführt. Außerdem wird **Luvos-Heilerde** in die meisten Länder Westeuropas und nach Übersee exportiert.

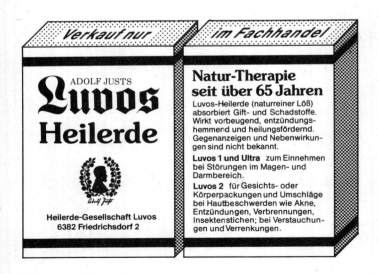